# 전문 의료인이 만든 의사를 위한 챗GPT

## - 5분 만에 배우는 AI 활용 비법 -

김대홍 · 노규성 · 소대섭 · 신현영 · 이주석 · 정명애 지음

★
(주)광문각출판미디어
www.kwangmoonkag.co.kr

# 머리말

요즘 진료실 밖에서도 환자를 위한 시간을 쏟고 계시지요. 논문을 읽고, 최신 가이드라인을 찾고, 의무기록을 정리하고, 각종 행정 업무에 응답하느라 하루가 짧게 느껴지실 겁니다.

그 와중에 AI, 특히 '생성형 AI' 이야기가 여기저기서 들려옵니다. 병원 밖 세상에서는 이미 문서 작성, 요약, 검색, 상담, 기획, 교육 등 수많은 영역에서 ChatGPT 같은 도구가 일상처럼 쓰이고 있습니다. 그리고 이 도구는 지금, 우리 의료 현장 안으로 빠르게 들어오고 있습니다.

그렇다면 의사와 간호사, 의료 전문가인 우리는 이 흐름에 어떻게 반응해야 할까요?

정답은 단순합니다. '배우고, 익히고, 먼저 써 보는 것'입니다. AI가 우리를 대체할 거라는 걱정은 안 하실 겁니다. 그럼에도, AI를 옆에 두고서 더 스마트하게, 더 여유 있게, 더 안전하게 환자를 진료하고 돌보는 것은 중요해졌습니다. 이 책은 바로 그 출발점입니다.

ChatGPT는 단순한 챗봇이 아닙니다. 방대한 의료 정보를 바탕으로 요약, 정리, 번역, 상담, 교육 자료 생성 등 다양한 업무를 빠르게 지원할 수 있는 '지능형 어시스턴트'입니다. 하지만 무작정 쓰는 것과 제대로 알고 쓰는 것 사이에는 큰 차이가 있습니다. 의료의 특성상, 우리는 항상 정보의 신뢰성과 윤리, 정확성을 함께 고민해야 하기 때문입니다.

이 책은 총 4장으로 구성되어 있습니다. 1장에서는 생성형 AI와 ChatGPT의 원리와 특징을 설명하고, 2장에서는 진료, 문서 작성, 환자 상담, 연구 등 실제 의료 현장에서 ChatGPT를 어떻게 활용할 수 있는지를 구체적인 예시로 보여 줍니다. 3장에서는 효과적인 프롬프트 작성법과 실전 팁을 통해, AI를 어떻게 '잘 쓰는지' 알려드리고, 4장에서는 AI 활용 시 반드시 알아야 할 윤리와 보안, 저작권, 검증 방법까지 짚어 드립니다. 의료 현장에서 AI를 활용하는 데 필요한 지식과 정보를 쉽게 파악하실 수 있을 겁니다.

AI는 우리의 도구이지, 경쟁자가 아닙니다. 이 책을 집필하는 과정에서도 AI가 큰 도움이 되었다는 점도 밝힙니다. AI를 가장 잘 활용하는 의료인이, 앞으로 가장 앞서가는 의료인이 될 것이라 확신합니다. 지금 이 책과 함께 그 첫걸음을 시작해 보시죠.

2025년 3월 21일

저자 일동

# 목차

# 03 생성형 AI 효과를 높이는 활용 길잡이는? 125

# 04
## 생성형 AI 윤리와 저작권 그리고 검증　　　　155

# 생성형 AI의 이해와
# ChatGPT 바로 시작하기

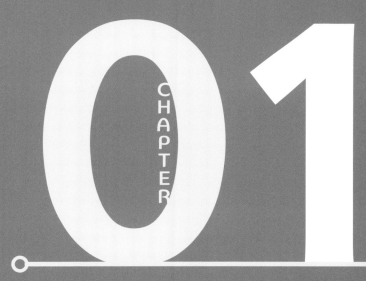

01

CHAPTER

ChatGPT of the people, by the people, for the people

# 1. ChatGPT란 무엇인가?

## 1.1 ChatGPT의 개요

### 1) ChatGPT란?

ChatGPT가 등장하면서 세상이 온통 AI로 변한 듯하다. 그리고 제미나이, 클로드, 클로버X, 뤼튼 심지어 딥씨크DeepSeek까지 수많은 서비스 모델이 등장하고 있다. '그러면 이 것들을 다 알아야 하나?' 아니면 '의료 부분에서 어떤 것을 골라야 하나?' 고민이 될 수 있다. 그렇다면 묻고 따지지도 말고 무조건 ChatGPT부터 시작해 보자.

ChatGPT는 OpenAI에서 개발한 대화형 인공지능AI으로, GPTGenerative Pre-trained Transformer 모델을 기반으로 한다. GPT는 사전에 학습된P, Pre-trained AI가 문맥을 이해하고T, Transformer 자연스럽게 문장을 생성하는G, Generative 기술이다. 쉽게 말해, 똑똑한 문장 생성기라고 생각하면 된다.

ChatGPT는 사람의 언어를 이해하고 문맥을 반영하여 자연스러운 대화를 생성하며, 방대한 데이터를 바탕으로 질문에 답하고 문서를 작성·요약하는 등 다양한 역할을 수행한다. 기존 AI가 단순 검색·분석에 그쳤다면, ChatGPT는 맥락을 이해하고 새로운 내용을 생성하는 점에서 강력한 차별성을 가진다.

ChatGPT는 의료, 법률, 비즈니스, 교육 등 전문 분야에서 활용될 수 있으며, 지속적인 학습과 업데이트를 통해 점점 발전하고 있다. 특히 의료 분야에서는 환자 진료 보조, 문서 요약, 최신 의학 연구 정보 제공 등을 통해 의료진의 업무를 지원한다.

## 2) ChatGPT의 핵심 특징

ChatGPT는 자연어 처리NLP 기술을 기반으로 개발되어 사람과 유사한 수준의 언어 이해 및 응답 생성이 가능하다. 단순한 질의응답을 넘어 대화의 흐름을 이해하고 맥락을 반영한 답변을 제공할 수 있다.

ChatGPT의 강점 중 하나는 방대한 데이터 학습을 통한 지식 생성 능력이다. 인터넷의 다양한 문서, 논문, 서적 등을 학습하여 단순 검색이 아닌 종합적인 정보 제공이 가능하다. 이를 통해 기존 검색 엔진과 차별화된다. 또한, ChatGPT는 지속적인 업데이트를 통해 최신 의료 정보를 반영할 수 있으며, 특정 분야에 대한 추가 학습으로 더욱 정교한 답변을 제공한다.

무엇보다도 멀티태스킹이 가능하여 의료진이 환자의 병력 기록을 요약하고, 논문을 분석하며, 환자 교육 자료를 작성하는 등의 다양한 작업을 동시에 수행할 수 있다. 반복적인 행정 업무를 줄여 진료 및 상담에 집중할 수 있도록 지원한다. 이러한 특성 덕분에 ChatGPT는 단순한 AI를 넘어 의료 현장에서 강력한 도구로 자리 잡고 있다.

[표 1-1] ChatGPT의 특징

| 특징 | 설명 |
|---|---|
| 자연스러운 대화 | 마치 인간과 대화하는 것처럼 답변을 생성 |
| 방대한 데이터 학습 | 수많은 논문, 서적, 인터넷 데이터 기반으로 지식 제공 |
| 지속적 업데이트 | 새로운 정보 학습 및 개선 가능 |
| 멀티태스킹 가능 | 문서 요약, 번역, 코딩, 정보 검색 등 다양한 작업 수행 |

## 1.2 기존 의료 IT 시스템과의 차이점

기존 의료 IT 시스템은 데이터 저장, 검색, 관리 중심으로 설계되었다. 반면에 ChatGPT는 자연어 처리 능력을 통해 의료진과 직관적인 상호작용이 가능하다. 예를 들어, 의료진이 복잡한 의학 정보를 문의하면 ChatGPT는 이를 파악하여 즉각적이고 이해하기 쉬운 답변을 제공한다. 이 차이로 인해 ChatGPT는 의료진의 업무 방식과 효율성을 크게 바꾸는 데 도움을 줄 수 있다.

[표 1-2] 기존 의료 IT 시스템과 ChatGPT의 차이점

| 구분 | 기존 의료 IT 시스템 | ChatGPT |
|---|---|---|
| 기능 | 데이터 저장 및 검색 | 정보 생성 및 응답 |
| 사용법 | 특정 명령어 필요 | 자연어 입력 가능 |
| 의료진 활용 | 기록 조회, 스케줄 관리 | 문서 요약, 상담 지원, 정보 분석 |
| 환자 활용 | 의료 기록 조회 | 증상 설명, 건강 정보 제공 |
| 업무 부담 | 정보 직접 검색 필요 | AI가 자동으로 분석 및 요약 |

이와 같은 차이점에 기인한 ChatGPT의 강점은 자연어 이해, 빠른 데이터 분석 및 행정 업무 자동화라 할 수 있다. 즉 ChatGPT는 자연어를 이해하기 때문에 검색 키워드 없이도 의료진이 원하는 정보를 쉽게 찾을 수 있다. 또한, 빠른 데이터 분석 기능을 통해 방대한 환자 기록을 요약하고, 핵심 정보를 추출하는 데 강점을 가지고 있다. 특히 행정 업무를 편하게 자동화할 수 있게 함으로써 문서 작성, 보고서 생성 등 반복 업무를 줄여 업무 효율성을 증가시켜 준다.

Chap. 1 의료용 AI의 이해와 ChatGPT 바로 시작하기

Chap. 2 의료진의 주요 업무에서 ChatGPT 활용하기

Chap. 3 의료용 AI 효과를 높이는 활용 꿀팁이는?

Chap. 4 의료용 AI 윤리와 저작권 그리고 저장

# 1.3 ChatGPT의 핵심 기능

ChatGPT는 의료 정보 제공, 의료 기록 요약, 환자 교육 지원, 행정 업무 자동화 등 다양한 방식으로 의료진의 업무를 지원할 수 있다.

1) **의료 정보 제공**: ChatGPT는 최신 의학 지식과 정보를 기반으로 질병, 치료법, 약물 정보 등을 제공한다. 이를 통해 의료진은 빠르게 필요한 정보를 얻을 수 있다.

2) **의료 기록 요약**: 방대한 환자 기록을 간결하게 요약하여 의료진이 핵심 정보를 신속하게 파악할 수 있도록 돕는다. 이로써 진료 효율성이 향상된다.

3) **환자 교육 지원**: 복잡한 의학 용어를 환자가 이해하기 쉬운 언어로 변환하여 환자 교육 자료를 생성한다. 이를 통해 환자들은 자신의 건강 상태를 더 잘 이해하고 관리할 수 있다.

4) **행정 업무 자동화**: 의료진의 반복적인 행정 업무를 자동화하여 업무 부담을 줄이고 환자 케어에 더 많은 시간을 할애할 수 있게 한다.

[표 1-3] ChatGPT의 핵심 기능

| 기능 | 설명 |
|---|---|
| 의료 정보 제공 및 검색 지원 | 최신 의학 논문, 치료법, 약물 정보 검색 및 요약 |
| | 질병 관련 기본 정보 제공 (증상, 원인, 치료법 등) |
| | 최신 의료 트렌드, 연구 결과 분석 |
| 환자 기록 분석 및 요약 | 의무 기록(EMR, EHR)에서 주요 내용 요약 |
| | 환자의 진료 기록을 분석하여 진단 및 치료 방향 제안 보조 |
| | 과거 진료 데이터 비교 및 인사이트 제공 |
| 환자 상담 및 교육 지원 | 의료진이 환자에게 쉽게 설명할 수 있도록 복잡한 의학 용어를 정리 |
| | 질환 관련 FAQ 생성 (예: '당뇨병 관리법은?') |
| | 환자별 맞춤 건강 관리 가이드 제공 |
| 행정 업무 자동화 | 의료 문서 작성 보조 (소견서, 진료 기록, 논문 초안 등) |
| | 진료 예약, 일정 관리 자동화 |
| | 진료 후 요약 및 설명 자료 자동 생성 |

# 1.4 의료 분야에서 AI의 가능성과 한계

## 1) 왜 의료진이 ChatGPT를 활용해야 하는가?

ChatGPT는 이미 비즈니스뿐만 아니라 다양한 산업 분야에서 널리 활용되고 있다. 의료 분야는 사람의 생명과 건강을 다루는 특수성이 있어 더욱 신중한 접근이 필요하지만, 그만큼 정밀한 정보 분석과 효율적인 업무 처리가 요구되는 영역이기도 하다.

의료진은 환자의 진료 기록을 분석하고, 최신 연구 자료를 반영하며, 행정 업무를 수행하는 데 많은 시간을 소비한다. 이러한 점에서 ChatGPT는 의료 문서 작성 자동화, 환자 데이터 요약, 최신 의학 연구 결과 정리 등 다양한 방식으로 의료진의 업무 부담을 줄이고 진료의 질을 향상하는 데 크게 기여할 수 있다.

결국 의료진이 ChatGPT를 활용하면 반복적인 업무를 자동화하고, 최신 의료 정보를 신속하게 확보하며, 환자와 보다 원활하게 소통할 수 있어 업무 생산성이 향상되고 의료 서비스의 질이 개선된다고 할 수 있다.

[표 1-4] 의료 분야에서 AI 활용 장점

| 장점 | 설명 |
|---|---|
| 업무 생산성 향상 | 반복 업무 감소 → 문서 작성, 정보 검색 시간을 단축 |
| | 진료 준비 시간 단축 → 환자 기록을 요약하여 빠르게 검토 가능 |
| | 다양한 언어 지원 → 외국인 환자 진료 및 번역 보조 |
| 의료 서비스 개선 | 진단 및 치료 보조 → 기존 데이터를 바탕으로 의료진이 최적의 결정을 내리는 데 도움 |
| | 최신 의학 정보 제공 → 논문 및 연구 자료 요약 |
| | 환자 맞춤형 건강관리 지원 |
| 환자와의 소통 강화 | 의료 정보 쉽게 전달 → ChatGPT가 환자 친화적 언어로 변환하여 설명 |
| | 진료 후 피드백 제공 → 환자가 스스로 건강을 관리할 수 있도록 도움 |
| | 정확한 기록 유지 → 환자 질병 이력 요약 및 분석 |

## 2) 의료 현장에서 ChatGPT를 어떻게 활용할 수 있을까?

ChatGPT는 다양한 방식으로 의료 현장에서 활용될 수 있다. 의료진이 환자의 데이터를 분석하고 진단을 보조하는 것은 물론, 행정 업무를 간소화하고 환자 교육에도 적극적으로 사용될 수 있다.

### (1) 진료 및 진단 보조

환자의 증상과 병력 정보를 요약하여 의료진이 신속하게 검토할 수 있도록 지원한다. 의사의 판단을 보조하는 참고 자료를 제공하여 보다 정확한 진단과 치료 계획 수립을 돕는다. ChatGPT를 활용한 AI 기반 의료 상담 서비스는 환자들이 기본적인 건강 상담을 받을 수 있도록 한다.

### (2) 의료 행정 업무 지원

의무 기록 작성이나 요약을 자동화하여 의료진의 업무 효율성을 향상시킬 수 있다. 환자 예약 및 일정 관리를 자동화하여 의료진의 시간을 절약한다. 의료 문서 초안을 작성하여 의료 보고서, 임상 노트 등의 업무를 보조한다.

### (3) 환자 상담 및 교육

환자가 이해하기 쉬운 언어로 의학 정보를 제공하여 치료 과정에 대한 이해도를 높인다. 맞춤형 건강관리 조언을 제공하여 환자들이 스스로 건강을 관리할 수 있도록 돕는다. 만성 질환 환자를 위한 지속적인 건강관리 가이드 제공이 가능하다.

### (4) 의료 연구 지원

관련 문헌을 빠르게 요약하고 새로운 연구 아이디어를 생성하는 데 도움을 줄 수 있다. 대량의 의료 데이터를 분석하여 새로운 통찰력과 패턴을 발견하고 연구 논문을 작성하는 데 기여할 수 있다.

### 3) ChatGPT의 한계와 주의할 점

ChatGPT는 의료진에게 많은 도움을 줄 수 있지만, 몇 가지 한계와 주의해야 할 사항이 있다. 이를 올바르게 이해하고 활용하는 것이 중요하다.

첫째, 정확성 및 신뢰성 문제를 확인해야 한다. ChatGPT는 방대한 데이터를 학습하지만, 최신 의학 정보나 특정 의료 지침이 반영되지 않을 수 있다. 정확하지 않거나 잘못된 의료 정보를 제공할 가능성이 있으므로, 반드시 의료 전문가의 검토가 필요하다.

둘째, 개인정보 보호 및 윤리적 문제를 신중하게 다루어야 한다. 환자의 민감한 의료 정보를 다룰 때 데이터 보호 조치가 필요하며, 개인정보 유출 가능성을 방지해야 한다. ChatGPT는 HIPAA미국 의료정보보호법와 같은 의료 데이터 보호 규정을 준수해야 한다.

셋째, 인간 의사의 판단을 대체할 수는 없다. ChatGPT는 보조 도구일 뿐, 의사의 임상적 판단을 대체할 수 없다. 최종적인 진단과 치료 결정은 항상 의료진이 직접 내리는 것이 원칙이다.

이러한 한계를 염두에 두고 ChatGPT를 효과적으로 활용한다면, 의료진의 업무 효율성을 높이고 환자들에게 더 나은 의료 서비스를 제공할 수 있을 것이다.

Chap. 1 엑셀형 AI의 이해와 ChatGPT 바로 시작하기

Chap. 2 의료진의 작업 업무에서 ChatGPT 활용하기

Chap. 3 엑셀형 AI 효과를 높이는 활용 급진이는?

Chap. 4 엑셀형 AI 윤리와 저작권 그리고 저장

# 2. ChatGPT 시작하기

ChatGPT를 의료 환경에서 효과적으로 활용하기 위해서는 올바른 가입 및 설정이 필수적이다. 무료 및 유료 버전의 차이를 이해하고, 의료진에 맞는 최적의 설정을 적용하면 더욱 효율적인 업무 처리가 가능하다.

## 2.1 ChatGPT 가입 및 설정 방법

### 1) 가입 절차와 시작하기

그럼 초기 가입 절차를 ChatGPT를 처음 사용하는 분들도 쉽게 따라 할 수 있도록 간단한 가이드로 설명하고자 한다. 다만, 가입 절차와 관련되는 화면은 회사의 정책에 따라 달라진다는 점을 참고하기 바란다.

### (1) ChatGPT 웹사이트 접속하기

일상적인 인터넷 사용 과정처럼 먼저 인터넷 브라우저크롬, 엣지, 사파리 등를 연다. 그런 다음 [그림 1-1]과 같이, 구글 검색 창에 OpenAI 또는 ChatGPT를 입력하고 검색한다. 검색 결과에서 ChatGPT 공식 사이트https://openai.com/를 클릭한다. 그럼 [그림 1-2]와 같은 대화 창에서 중앙에 보이는 검은색 버튼 "Start now" 또는 "Try ChatGPT"를 누른다.

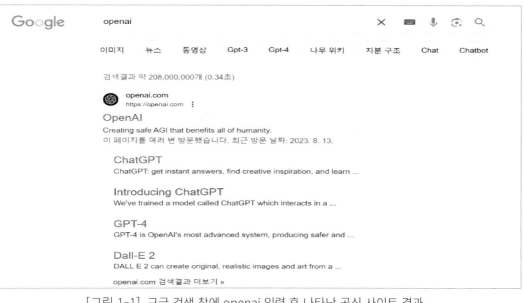

[그림 1-1] 구글 검색 창에 openai 입력 후 나타난 공식 사이트 결과

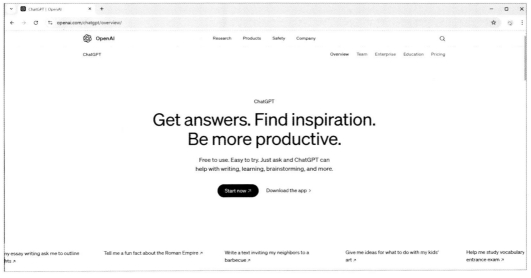

[그림 1-2] OpenAI 검색 후 나타난 ChatGPT 대화 창

## (2) 회원 가입하기

이어서 출현한 창을 통해 계정 만들기Create your account를 클릭하여 회원 가입하기를 시작한다. [그림 1-3]과 같은 계정 만들기 대화 창에서 구글 계정으로 로그인하거나, 이메일

주소를 입력해 회원 가입을 진행한다. 입력한 이메일로 인증 메일이 오면, 메일을 열고 확인 버튼을 누른다. 전화번호 인증을 요청할 수 있다. 본인 휴대전화 번호를 입력하고 받은 인증 코드를 입력하면 된다.

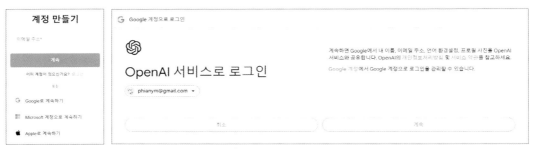

[그림 1-3] 계정 만들기 대화 창

### (3) ChatGPT 시작하기

로그인하고 나면, ChatGPT 시작을 위한 화면이 나온다[그림 1-4] 참조. 그 화면에서 검은색 버튼 "이제 시작하죠"Let's get started를 누르면, [그림 1-5]와 같은 ChatGPT와의 대화 창이 나온다.

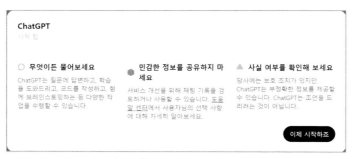

[그림 1-4] 계정 만들기 대화 창

앞에서 얘기한 바와 같이, 무료 버전기본 GPT-3.5과 유료 버전GPT-4이 있다.

무료 비전을 사용하려면 바로 입력 창프롬프트 창을 이용하여 대화를 시작하면 된다. 반면 유료 버전을 사용하려면 왼쪽 하단 "플랜 업그레이드Upgrade to Plus" 버튼을 클릭해 유료 버전을 선택하고 유료 계정 가입 절차를 거치면 된다.

**Chap. 1** 알아야할 AI의 이해와!
ChatGPT 바로 시작하기

**Chap. 2** 의료인의 주요 업무에서
ChatGPT 활용하기

**Chap. 3** 알아야할 AI 효과를 높이는
활용 끌면이는?

**Chap. 4** 알아야할 AI 의료인의 저작권
그리고 윤리

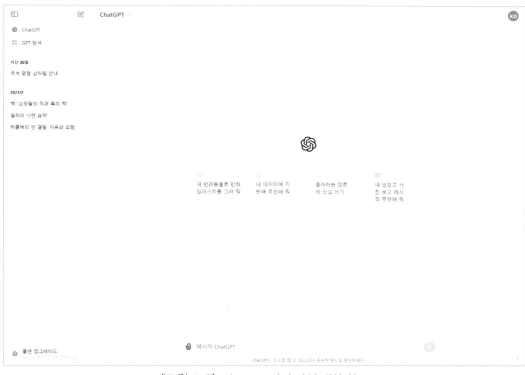

[그림 1-5] ChatGPT와의 작업 대화 창

### (4) 질문 입력하고 대화하기

준비가 되었으면, 화면 하단의 입력 창프롬프트 창에 질문을 입력하고 엔터Enter, ↑ 키를 누르면 ChatGPT가 답변을 해 준다. 추가 질문이 있으면 계속 입력하며 대화를 이어가면 된다.

## 2) 프롬프트 디자인 기초 학습

의료 관련 질의를 보다 효과적으로 할 수 있도록 프롬프트 작성 방법을 익힌다. 좋은 프롬프트를 작성하면 보다 정확하고 구체적인 답변을 얻을 수 있다. 프롬프트와 프롬프트 작성 방법에 관해서는 뒤이은 3절에서 안내하고자 한다.

## 3) 업데이트 및 추가 기능 확인

앞에서 안내한 바와 같이, ChatGPT는 여러 가지 이유로 인해 지속적으로 업데이트된다. 그러므로 새로운 기능이 추가될 때마다 이를 활용할 수 있도록 학습하는 것이 필요하다.

# 2.2 무료 버전 vs 유료 버전의 차이

ChatGPT는 무료 버전과 유료 버전Plus 및 GPT-4으로 나뉘며, 각 버전에 따라 제공하는 기능과 성능이 다르다. 초기에 ChatGPT를 학습하는 상황에서는 무료 버전을 사용해도 된다. 그러나 실제 의료 현장에서 업무에 활용하기 위해서는 가급적 유로 버전을 사용하는 것을 권장한다. ChatGPT의 무료 버전과 유료 버전의 기능 차이를 비교하면 [표 1-5]와 같다.

[표 1-5] ChatGPT의 무료 버전과 유료 버전의 기능 차이

| 기능 및 성능 | 무료 버전 | 유료 버전<br>(ChatGPT Plus 및 Pro) |
|---|---|---|
| 응답 속도 | • 보통 | • 빠름 |
| 사용 가능 모델 | • GPT-4o-mini<br>• o3-mini (사용량 제한 있음) | • GPT-4o<br>• o1 (Pro 버전에서는 o1 pro 모드 포함) |
| 질문 처리 능력 | • 기본적인 질의응답<br>• 수학, 코딩, 과학 분야에서 향상된 성능 | • 복잡한 질의 및 고급 데이터 분석<br>• o1 모델을 통한 심화 학습 및 고급 문제 해결 |
| 사용량 제한 | • 제한됨<br>• o3-mini 모델의 경우 사용량 제한 적용 | • Plus: 더 높은 사용량 한도<br>• Pro: 거의 무제한 사용 가능 |
| 업데이트 및<br>기능 지원 | • 일부 최신 기능 제한 | • 최신 기능 및 정기 업데이트 제공<br>• Pro 버전은 Advanced Voice Mode 등 추가 기능 포함 |
| 보안 및<br>프라이버시 기능 | • 기본 보호 기능 제공 | • 강화된 보안 및 설정 지원 |
| 의료 데이터<br>분석 지원 | • 제한적 | • 고급 분석 및 데이터 요약 가능<br>• o1 모델을 통한 심층 분석 지원 |
| 장기 활용<br>추천 대상 | • 일반 사용자<br>• 초기 학습자 | • Plus: 빈번한 사용자 및 전문가<br>• Pro: 연구자, 데이터 과학자, 고급 사용자 |
| 가격 | • 무료 | • Plus: 월 $20<br>• Pro: 월 $200 |

ChatGPT 4.0은 OpenAI에서 개발한 최신 언어 모델인데, 지속적인 연구개발로 각기 다른 기능과 성능을 가진 다양한 하위 버전을 포함하고 있다. [표 1-6]은 의료진의 주요 활용 분야를 중심으로 추천하는 ChatGPT-4 하위 모델을 정리한 것이다.

[표 1-6] ChatGPT 4.0의 하위 버전과 주요 기능 비교

| 모델명 | 주요 특징 | 의료진 활용 분야 | 장점 | 단점 |
|---|---|---|---|---|
| GPT-4 터보 | • 긴 콘텍스트 창 지원<br>• 복잡한 논리적 사고 가능 | • 논문 분석 의료 연구 진료 기록 비교 | • 긴 문서도 유지하며 분석 가능<br>• 빠른 응답 속도 | • 최신 의료 지식 반영 여부 불확실 |
| GPT-4o | • 텍스트, 이미지, 사운드 처리 가능<br>• 실시간 응답 속도 강화 | • 실시간 의료 상담, 기본 영상 판독 지원 | • 빠른 분석 및 상담 지원 가능<br>• 다중 입력 데이터 활용 가능 | • 고급 영상 분석은 제한적 |
| OpenAI o1-preview | • 단계별 논리적 분석 강화 | • 복잡한 질환 사례 연구, 진단 보조 | • 심층적 진단 분석 가능<br>• 정확한 데이터 해석 가능 | • 응답 속도가 다소 느릴 수 있음 |
| OpenAI o1 | • 향상된 추론 및 연산 성능 제공 | • 진단 알고리즘 설계, 정밀 의료 연구 | • 복잡한 의료 데이터 분석 가능 | • 비용이 높을 수 있음 |
| OpenAI o1 프로 모드 | • o1의 업그레이드 버전, 고성능 연산 지원 | • AI 기반 의료 진단, 정밀 분석 | • 정밀 의료 지원에 유용<br>• 신뢰도 높은 의료 데이터 분석 가능 | • 비용이 비쌈 |
| OpenAI o3-mini-high | • o3·mini의 고성능 버전 | • 복잡한 의료 데이터 분석, 환자 맞춤형 의료 | • 높은 신뢰도의 진단 보조 가능<br>• 최신 의료 데이터 반영 가능 | • 비용이 더 들 수 있음 |

결국 의료진 추천 모델 선택 가이드로 요약 정리하면 다음과 같다.

① 논문 분석 및 연구 → GPT-4 터보, o1-preview, o1

② 의료 상담 및 기본 질환 정보 제공 → GPT-4o

③ 진단 및 의료 영상 보조 → GPT-4o, o1, o1 프로 모드

④ 정밀 의료 및 맞춤형 의료 지원 → o1 프로 모드, o3-mini-high

Chap. 1 영업한 AI의 이해와! ChatGPT 바로 시작하기

Chap. 2 의료진의 주요 업무에서 ChatGPT 활용하기

Chap. 3 영업한 AI 효과를 높이는 활용 글쓰기는?

Chap. 4 영업한 AI 윤리와 개인정보 그리고 보안

한편, 최근 생성형 AI 분야에서 혁신적인 모델로 등장한 딥씨크DeepSeek는 중국의 AI 스타트업인 DeepSeek에서 개발한 모델로, 무료로 제공되며 API 사용 시에도 매우 저렴한 비용을 자랑한다. 특히 코딩, 추론, 수학 능력이 필요한 작업에서 우수한 성능을 보이며, 오픈소스 접근 방식을 통해 개발자들이 자유롭게 활용할 수 있다. 다만, 데이터 프라이버시와 관련된 우려가 있으므로 사용 시 주의를 필요로 하고 있다. 이러한 딥씨크와 ChatGPT는 인공지능 분야에서 가장 주목받는 모델인데, 가격과 성능 면에서 차이가 있다. [표 1-7]은 두 모델의 주요 특징을 비교한 것이다.

[표 1-7] ChatGPT와 딥씨크(DeepSeek)의 기능 및 성능 차이 비교

| 기능 및 성능 | ChatGPT | DeepSeek |
|---|---|---|
| 응답 속도 | • 보통 | • 빠름 |
| 질문 처리 능력 | • 기본적인 질의응답<br>• 수학, 코딩, 과학 분야에서 우수한 성능 | • 복잡한 질의 및 고급 데이터 분석<br>• 코딩, 추론, 수학 능력에서 우수한 성능 |
| 사용량 제한 | • 제한 있음 | • 제한적<br>• API 사용 시 높은 비용 효율성 |
| 업데이트 및 기능 지원 | • 정기적으로 업데이트되며 다양한 기능을 지원 | • 최신 기능 및 정기 업데이트 제공<br>• 오픈소스 접근 방식으로 개발자 친화적 |
| 보안 및 프라이버시 기능 | • 기본 보호 기능 제공 | • 강화된 보안 및 설정 지원<br>• 데이터 프라이버시 우려 존재 |
| 의료 데이터 분석 지원 | • 고급 분석 및 데이터 요약 가능 | • 고급 분석 및 데이터 요약 가능<br>• 심층 분석 지원 |
| 장기 활용 추천 대상 | • 일반 사용자, 초기 학습자<br>• 연구자, 데이터 과학자, 고급 사용자 | • 연구자, 데이터 과학자, 고급 사용자<br>• 비용 효율적인 AI 모델 활용을 원하는 기업 |
| 가격 | • 무료<br>• Plus: 월 $20<br>• Pro: 월 $200 | • 무료<br>• API 사용 시 1M 출력 토큰 기준 약 $2.19 |

## 2.3 의료진을 위한 추천 설정

ChatGPT를 의료 환경에서 효과적으로 활용하기 위해서는 적절한 설정이 필수적이다. 보안과 개인정보 보호, 맞춤형 프롬프트 작성, 다양한 의료 도구와의 연계 등 여러 요소를 고려해야 한다.

### 1) 보안 및 개인정보 보호 설정

환자 정보를 직접 입력하지 않도록 유의하며, 데이터 보호 조치를 준수한다. 특히 ChatGPT는 특정 환자의 민감한 정보를 다루지 않도록 주의해야 한다. 또한, VPN이나 안전한 네트워크 환경에서 사용하여 보안성을 강화할 수 있다.

### 2) 의료 프롬프트 최적화

의료 진단 보조, 논문 요약, 환자 상담 등을 위한 맞춤형 프롬프트를 설정한다. 의료진이 자주 사용하는 질의 패턴을 정리하고, 이를 템플릿화하면 ChatGPT를 더욱 효과적으로 활용할 수 있다.

### 3) 다양한 의료 도구와 연계

ChatGPT를 EMR 시스템, 논문 검색 도구와 함께 활용하여 업무 효율성을 극대화한다. 또한, ChatGPT를 활용하여 의료 데이터를 분석하거나 임상 시험 정보를 요약하는 등의 응용이 가능하다.

### 4) 업무 자동화 기능 활용

의료 보고서 작성, 진료 노트 정리, 환자 질문 응답 등의 작업을 자동화하여 의료진의 업무 부담을 줄일 수 있다. 예를 들어, ChatGPT를 이용하면 의료 논문을 빠르게 요약하여 연구 시간을 절약할 수 있다.

Chap. 1 역량있는 AI의 이해와 ChatGPT 바로 시작하기

Chap. 2 의료진의 주요 업무에서 ChatGPT 활용하기

Chap. 3 역량있는 AI 효과를 높이는 활용 걸음이는?

Chap. 4 역량있는 AI 윤리와 개척권 그리고 검증

### 5) 다국어 지원 활용

ChatGPT는 다국어 번역 기능을 제공하므로 해외 환자와의 소통을 도울 수 있다. 이를 활용하여 외국어 문서를 번역하거나 해외 논문을 빠르게 이해하는 데 사용할 수 있다.

이러한 설정을 통해 의료진은 ChatGPT를 더욱 효과적으로 활용할 수 있으며, 업무 생산성을 높이는 데 기여할 수 있다. ChatGPT를 적절하게 활용하면 의료진의 시간 절약과 업무 효율성 향상뿐만 아니라, 보다 정확하고 신뢰성 있는 의료 정보를 제공하는 데도 도움이 될 수 있다.

# 3. 효과적인 프롬프트 작성법

## 3.1 프롬프트와 프롬프트 디자인

### 1) 프롬프트

컴퓨터나 스마트폰 앞에 앉아 "오늘 날씨는 어때?"라고 물어보는 것을 상상해 보자. 이처럼 AI에게 질문을 던진 것, 그것이 바로 '프롬프트'이다. 즉 프롬프트Prompt는 생성형 AI에 질문이나 지시를 주는 문장이나 단어를 말한다. 즉 AI로부터 응답을 생성하기 위한 입력값, 즉 명령어를 의미한다.

효과적인 프롬프트는 명확하고 구체적이며, 필요한 정보를 명시적으로 요구하는 형태로 작성되어야 한다. 잘 설계된 프롬프트는 정확하고 유용한 결과를 얻는 데 중요한 역할을 한다. 특히, 의료 분야에서는 민감한 데이터와 전문성이 요구되므로 프롬프트 작성이 더욱 신중해야 한다.

### 2) 프롬프트 디자인

프롬프트 디자인은 단순히 질문을 입력하는 것 이상이다. ChatGPT가 이해하기 쉬운 언어와 구조로 질문을 구성하고, 필요한 결과를 명확히 전달하는 기술이다. 이를 통해 AI의 성능을 극대화할 수 있다.

프롬프트는 [그림 6]에서 볼 수 있듯이 과제, 맥락, 형식, 과정의 4가지 요소로 구성된다. 이 구조를 통해 AI가 작업의 목적을 명확히 이해하고, 원하는 결과를 효과적으로 제공할 수 있다.

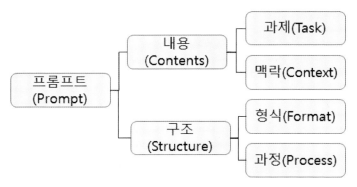

[그림 1-6] 프롬프트의 기본 구조

먼저 과제Task는 AI가 프롬프트를 통해 수행해야 할 특정 행동이나 작업, 목적 등이다. 그리고 맥락Context은 사용자가 AI를 통해 해결하고자 하는 주어진 상황, 환경 또는 배경 정보이다. 형식Format은 AI로부터 생성될 정보가 제시되는 방법, 분량, 언어, 스타일이다. 그리고 과정Process은 프롬프트를 통해 정보를 처리하거나 작업을 완성하기 위한 절차이다.

이와 같은 구조를 반영한 의료 상황에서의 프롬프트의 예시와 ChatGPT의 응답 결과는 다음과 같다[그림 1-7, 1-8, 1-9] 참조.

① **과제:** "고혈압 환자를 위한 생활 습관 가이드를 작성해 줘."

② **맥락:** "이 가이드는 병원의 환자 교육 세션에서 활용될 자료입니다."

③ **형식:** "글은 500자 이내로 작성하고, 간단한 도표를 포함해 환자들이 쉽게 이해할 수 있도록 해 줘."

④ **과정:** "1단계: 고혈압 관리에 중요한 생활 습관 항목 작성 → 2단계: 각 항목에 대해 간략한 설명 작성 → 3단계: 생활 습관 도표 추가."

🖉 ① 과제: "고혈압 환자를 위한 생활습관 가이드를 작성해 줘."
② 맥락: "이 가이드는 병원의 환자 교육 세션에서 활용될 자료입니다."
③ 형식: "글은 500자 이내로 작성하고, 간단한 도표를 포함해 환자들이 쉽게 이해할 수 있도록 해줘."
④ 과정: "1단계: 고혈압 관리에 중요한 생활습관 항목 작성

## 고혈압 환자를 위한 생활습관 가이드

고혈압은 적절한 생활습관 관리를 통해 개선할 수 있습니다. 아래의 생활습관을 실천하면 혈압 조절에 도움이 됩니다.

### 1. 생활습관 관리 방법

| 생활습관 | 실천 방법 |
|---|---|
| 식사 조절 | 저염식 섭취, 신선한 채소·과일 섭취, 가공식품 줄이기 |
| 운동 | 하루 30분 이상 유산소 운동 (걷기, 자전거, 수영) |
| 체중 관리 | 적정 체중 유지, BMI 25 미만 목표 |
| 금연·절주 | 흡연 금지, 알코올은 하루 1~2잔 이하 제한 |
| 스트레스 관리 | 명상, 요가, 규칙적인 수면 유지 |
| 정기 건강검진 | 혈압·혈당·콜레스테롤 정기 점검 |

### 2. 실천 방법

1. **싱겁게 먹기**: 하루 나트륨 섭취량 2g 이하로 제한
2. **규칙적 운동**: 걷기·수영·요가 등 자신에게 맞는 운동 선택
3. **건강한 체중 유지**: 저염·저지방 식단과 운동 병행
4. **흡연·음주 줄이기**: 혈압 상승을 막고 심장 건강 보호
5. **스트레스 해소**: 충분한 휴식과 긍정적인 사고 유지

꾸준한 생활습관 개선이 고혈압 관리를 돕습니다. 작은 실천부터 시작해 보세요!

[그림 1-7] 1단계 프롬프트와 ChatGPT 응답 결과

Chap. 1 영역할 AI의 이해와 ChatGPT 바로 시작하기

Chap. 2 의료진의 주요 업무에서 ChatGPT 활용하기

Chap. 3 영역할 AI 효과를 높이는 활용 길잡이는?

Chap. 4 영역할 AI 윤리와 저작권 그리고 검증

2단계: 각 항목에 대해 간략한 설명 작성

## 고혈압 환자를 위한 생활습관 가이드

고혈압은 생활습관을 조절하면 효과적으로 관리할 수 있습니다. 아래 방법을 실천하면 혈압 조절에 도움이 됩니다.

## 1. 고혈압 관리 생활습관과 설명

| 생활습관 | 설명 |
| --- | --- |
| 식사 조절 | 나트륨(소금) 섭취를 줄이고, 채소·과일·통곡물을 늘리면 혈압이 안정됩니다. 포화지방과 콜레스테롤을 낮춘 식단이 중요합니다. |
| 운동 | 규칙적인 유산소 운동(하루 30분 이상 걷기, 자전거, 수영 등)은 혈압을 낮추고 심장을 강화합니다. |
| 체중 관리 | 적절한 체중을 유지하면 혈압을 낮출 수 있습니다. 체질량지수(BMI) 25 미만을 목표로 합니다. |
| 금연·절주 | 흡연은 혈관을 좁게 하고 혈압을 높입니다. 음주는 하루 1~2잔 이하로 줄여야 합니다. |
| 스트레스 관리 | 명상, 요가, 취미 활동을 통해 스트레스를 조절하면 혈압이 안정됩니다. 규칙적인 수면도 중요합니다. |
| 정기 건강 검진 | 정기적으로 혈압, 혈당, 콜레스테롤을 점검하여 건강 상태를 체크하고, 조기에 이상을 발견하는 것이 중요합니다. |

## 2. 실천 방법

1. **싱겁게 먹기**: 나트륨 섭취를 하루 2g 이하로 제한하고, 가공식품 대신 신선한 음식을 선택하세요.
2. **규칙적 운동**: 가벼운 걷기부터 시작하여 점차 운동량을 늘리는 것이 좋습니다.
3. **건강한 체중 유지**: 식습관 개선과 운동을 병행하면 체중 조절에 효과적입니다.
4. **흡연·음주 줄이기**: 금연은 필수이며, 술은 가능하면 줄이거나 피하는 것이 좋습니다.
5. **스트레스 해소**: 충분한 휴식과 긍정적인 사고방식을 가지면 혈압 조절에 도움이 됩니다.

꾸준한 생활습관 개선이 고혈압 관리를 돕습니다. 작은 실천부터 시작해 보세요! 😊

[그림 1-8] 2단계 프롬프트와 ChatGPT 응답 결과

Chap. 1 생성형 AI의 이해와
ChatGPT 바로 시작하기

Chap. 2 의료진의 주요 업무에서
ChatGPT 활용하기

Chap. 3 생성형 AI 효과를 높이는
활용 꿀팁이는?

Chap. 4 생성형 AI 윤리와 저작권
그리고 교육

3단계: 생활습관 도표 추가

## 고혈압 환자를 위한 생활습관 가이드

고혈압은 생활습관을 조절하면 효과적으로 관리할 수 있습니다. 아래 방법을 실천하면 혈압 조절에 도움이 됩니다.

### 1. 고혈압 관리 생활습관과 설명

| 생활습관 | 설명 | 실천 방법 |
|---|---|---|
| 식사 조절 | 나트륨(소금) 섭취를 줄이고, 채소·과일·통곡물을 늘리면 혈압이 안정됩니다. | 가공식품 줄이기, 저염식 섭취, 싱겁게 먹기 |
| 운동 | 규칙적인 유산소 운동(하루 30분 이상 걷기, 자전거, 수영 등)은 혈압을 낮추고 심장을 강화합니다. | 하루 30분 이상 걷기, 계단 이용하기, 자전거 타기 |
| 체중 관리 | 적절한 체중을 유지하면 혈압을 낮출 수 있습니다. 체질량지수(BMI) 25 미만을 목표로 합니다. | 균형 잡힌 식단, 꾸준한 운동, 야식 줄이기 |
| 금연·절주 | 흡연은 혈관을 좁게 하고 혈압을 높입니다. 음주는 하루 1~2잔 이하로 줄여야 합니다. | 금연 실천, 음주 줄이기, 무알코올 음료 선택 |
| 스트레스 관리 | 명상, 요가, 취미 활동을 통해 스트레스를 조절하면 혈압이 안정됩니다. 규칙적인 수면도 중요합니다. | 충분한 수면, 명상·요가, 긍정적인 사고 유지 |
| 정기 건강검진 | 정기적으로 혈압, 혈당, 콜레스테롤을 점검하여 건강 상태를 체크하고, 조기에 이상을 발견하는 것이 중요합니다. | 정기 건강검진 받기, 가정에서 혈압 체크하기 |

### 2. 생활습관 실천 방법 도표

✦ 혈압을 낮추는 생활습관 체크리스트

| ☑ 실천 항목 | ✔ 체크 여부 |
|---|---|
| 하루 나트륨 섭취 2g 이하로 조절 | ☐ |
| 하루 30분 이상 운동하기 | ☐ |
| 체중을 적정 범위(BMI 25 미만)로 유지하기 | ☐ |
| 흡연하지 않기 | ☐ |
| 음주를 하루 1~2잔 이하로 제한 | ☐ |
| 스트레스 관리(명상, 요가, 취미 생활) | ☐ |

↓

[그림 1-9] 3단계 프롬프트와 ChatGPT 응답 결과

유사한 방식의 프롬프트 구조를 기반으로 한 의료 상황별 프롬프트 예시를 제시하면 [표 1-8]과 같다.

[표 1-8] 프롬프트 구조 기반 의료 상황별 프롬프트 예시

| 과제 | 맥락 | 형식 | 과정 |
|---|---|---|---|
| 당뇨병 환자를 위한 식이요법 가이드 작성 | 병원 내 환자 교육 세션에서 활용될 예정 | 300자 이내로 간단히 작성, 예시 식단 포함 | 1단계: 당뇨병 관리에 중요한 식이요법 요소 나열 → 2단계: 하루 식단 예시 작성 |
| 고혈압 환자의 평균 혈압 데이터 분석 | 연구 보고서 작성에 사용 | 결과를 표로 정리, 분석 요약 200자 이내 | 1단계: 데이터셋의 평균 계산 → 2단계: 표로 정리 → 3단계: 요약 작성 |
| 영어 논문을 한국어로 번역 | 병원 직원들이 활용할 수 있도록 번역 | 간결하고 자연스러운 한국어로 작성 | 1단계: 각 문단을 자연스럽게 번역 → 2단계: 용어가 정확히 번역되었는지 검토 |

# 3.2 좋은 프롬프트 vs 좋지 않은 프롬프트 예제

좋은 프롬프트와 좋지 않은 프롬프트는 작업의 명확성과 구체성에서 큰 차이를 보인다. 좋은 프롬프트는 AI가 작업의 목적과 세부 사항을 명확히 이해할 수 있도록 작성되며, 결과물의 질을 높인다. 논문 요약 요청과 관련된 프롬프트 예시로 좋지 않은 프롬프트와 좋은 프롬프트를 비교해 보자.

## 1) 좋지 않은 프롬프트:

"이 논문을 요약해 줘요."

이 프롬프트는 [그림 1-10]과 같이 요약의 범위나 구체적인 내용이 지정하지 않아 ChatGPT가 보여 준 산출물의 결과가 모호하거나 바로 활용하기 어려울 수 있다.

s12911-024-02757-z.pdf
PDF

✎  이 논문을 요약해줘요.

## 논문 요약: 임상 의사결정에서 대형 언어 모델(LLM) 평가를 위한 정성적 지표 분석

### 1. 배경 (Background)

최근 ChatGPT와 같은 대형 언어 모델(LLM)의 의료 분야 활용이 증가하고 있습니다. 특히 임상 의사결정을 지원하는 역할이 주목받고 있지만, 의료계에서는 LLM의 성능을 평가하는 기준이 표준화되지 않은 상태입니다. 본 연구는 LLM이 생성한 진단 및 치료 계획을 평가하는 정성적 지표를 분석하고자 합니다.

### 2. 연구 방법 (Methods)

- **문헌 검토**: 2022년 12월 1일부터 2024년 4월 1일까지 **PubMed**에서 LLM의 진단 및 치료 계획 평가 연구를 분석함.
- **논문 선정**: 108개의 관련 논문을 선정하여 LLM 평가 방식과 기준을 검토함.
- **주요 모델**: GPT-3.5, GPT-4, Bard, LLaMa/Alpaca, Bing Chat 등이 가장 많이 사용됨.
- **주요 평가 기준**: 연구에서 가장 많이 사용된 평가 기준을 분석함.

### 3. 연구 결과 (Results)

- LLM 평가에 가장 많이 사용된 5가지 기준:

[그림 1-10] 좋지 않은 프롬프트에 의한 결과 예시

## 2) 좋은 프롬프트:

"이 논문의 주요 내용을 500자 이내로 요약해 줘요. LLM 평가기준의 기준 및 선정 방법과 이유, 의료진에게의 시사점으로 구분해서 정리해 줘요."

이 프롬프트는 [그림 1-11]과 같이 산출물로서의 요약 길이500자, 포함해야 할 정보를 명확히 구분 제시하여 AI가 필요로 하는 내용의 결과물을 산출할 수 있게 한다.

---

이 논문의 주요 내용을 500자 이내로 요약해줘요. LLM 평가기준의 기준 및 선정 방법과 이유, 의료진에게의 시사점으로 구분해서 정리해줘요.

### 논문 요약 (500자 이내)

**1. LLM 평가 기준**

LLM(대형 언어 모델)의 임상 의사결정 지원 성능을 평가하는 주요 기준으로 **정확성(Accuracy), 완전성(Completeness), 적절성(Appropriateness), 통찰력(Insight), 일관성(Consistency)**이 가장 많이 사용되었다. 정확성은 모델이 제공하는 진단·치료 계획의 신뢰도를 결정하며, 완전성과 적절성은 의학적으로 충분한 정보를 포함하는지를 평가한다. 통찰력과 일관성은 논리적 판단과 반복적 사용에서의 안정성을 측정한다.

**2. 기준 선정 방법과 이유**

2022년 12월~2024년 4월 사이 **PubMed**에서 관련 연구 108편을 검토하여 평가 기준을 도출했다. 연구 간 평가 방법이 다양하고 정량적 기준이 부족해 **정성적 기준이 더 중요**하게 여겨졌다. 다수의 연구가 GPT-3.5, GPT-4를 활용했으며, 평가 기준의 표준화 부족이 문제로 지적되었다.

**3. 의료진에게의 시사점**

LLM의 의료 활용을 위해 **표준화된 평가 방법과 벤치마크 데이터**가 필요하다. 의료진은 LLM의 **환자 안전성, 신뢰성, 정밀성**을 고려하여 활용해야 하며, 신뢰할 수 있는 평가 지표를 적용해야 한다.

[그림 1-11] 좋은 프롬프트에 의한 결과 예시

---

한편, 프롬프트의 품질 여부는 앞에서 제시한 프롬프트 구조의 반영 여부에 의해 판단해 볼 수 있는데, 프롬프트 구조를 잘 반영한 프롬프트의 특징은 다음과 같다.

① **명확함:** 요청이 구체적이고 이해하기 쉽다.

② **맥락 제공:** 답변이 어떤 목적이나 상황에서 사용될지 설명한다.

③ **형식 지정**: 원하는 결과물의 형태예: 표, 리스트, 글자 수 등를 포함한다.

④ **단계 제시**: 답변을 구성하는 방법이나 순서를 지정한다.

반면, 좋지 않은 프롬프트는 정보가 모호하거나 불충분하여 기대하는 결과를 얻기 어렵게 만든다. 이는 프롬프트 구조를 잘 반영하지 못한 것으로서 그 특징은 다음과 같다.

① **애매함**: 질문이 모호하거나 너무 일반적이다.

② **맥락 부족**: 답변이 어디에 쓰일지 설명이 없다.

③ **형식 없음**: 원하는 출력 방식이 명확하지 않다.

④ **단계 없음**: 답변을 어떻게 구성할지 방향이 없다.

이상에서 본 프롬프트 구조의 반영 여부에 의한 좋은 프롬프트와 좋지 않은 프롬프트 예시를 제시하면 [표 1-9]와 같다.

[표 1-9] 프롬프트 구조의 반영 여부로 분석한 프롬프트 예시

| 구조 내용 | 좋은 프롬프트 | 좋지 않은 프롬프트 |
|---|---|---|
| 요청 내용 | "고혈압 환자를 위한 1주일 식단을 표로 만들어 줘." | "고혈압에 좋은 음식 추천해 줘." |
| 맥락 제공 | "이 자료는 병원에서 환자 교육용으로 사용됩니다." | "그냥 참고하려고." (목적 불명확) |
| 형식 지정 | "각 식단은 아침, 점심, 저녁으로 나누고, 식품명과 칼로리를 포함해 줘." | "식단 좀 만들어 줘." (구체적 형식 없음) |
| 단계 제시 | "1단계: 저염 식단 원칙 정리 → 2단계: 하루 식단 예시 → 3단계: 1주일 식단 구성" | "고혈압 식단 알려 줘." (단계 없음) |

# 3.3 프롬프트 설계의 핵심 원칙

프롬프트 디자인의 목적은 AI로부터 원하는 결과를 잘 얻기 위한 것이다. 그러므로 효과적인 프롬프트를 작성하는 것이 중요한데, 이를 위한 핵심 원칙을 정리하면 다음과 같다.

## 1) 명확하고 구체적으로 작성하기

AI가 요청을 정확히 이해할 수 있도록 구체적인 정보를 포함해야 한다. 예를 들어, "이 논문을 요약해 줘."와 같은 프롬프트는 범위가 모호하여 AI가 적절한 답변을 제공하기 어렵게 할 수 있다.

※ 좋은 예시: "이 논문의 2번째 단락을 200자 이내로 요약해 줘."

## 2) 목적과 기대 결과를 명확히 설명하기

AI가 최적의 답변을 생성할 수 있도록 요청의 목적과 기대하는 결과를 포함해야 한다. 예를 들어, "이 논문을 요약해 줘."와 같은 프롬프트는 최종 사용자가 누구인지 명시되지 않아 부적절한 요약 결과를 나오게 할 수 있어 좋은 프롬프트라고 할 수 없다.

※ 좋은 예시: "이 논문 요약은 환자 교육 자료로 활용할 예정이니, 쉬운 언어로 요약해 줘."

## 3) 응답 형식과 범위를 지정하기

필요한 응답의 길이, 형식, 세부 수준을 명시하면 보다 일관된 결과를 얻을 수 있다. 예를 들어, "이 내용을 정리해 줘."와 같은 프롬프트는 정리 방식이 명확하지 않아 원하는 결과를 얻기 어려울 수 있다.

※ 좋은 예시: "이 문장을 3줄로 요약해 줘." 또는 "중요 개념을 3가지 항목으로 정리해 줘."

## 4) 맥락과 배경 정보를 제공하기

AI가 더 정확한 답변을 제공할 수 있도록 요청과 관련된 배경 정보를 포함해야 한다. 예를 들어, "이 데이터를 분석해 줘."와 같은 프롬프트는 데이터의 사용 목적과 환경을 설명하지 않아 AI가 적절한 분석 방식을 선택하기 어려울 수 있다..

　　※ 좋은 예시: **"이 코드는 병원 연구팀에서 사용할 데이터 분석 코드입니다."**

### 5) 단계별 요청을 활용하여 복잡한 작업을 해결하기

　복잡한 작업을 한 번에 요청하기보다 단계별로 나눠 요청하면 더 정확한 결과를 얻을 수 있다. 예를 들어, **"혈압 데이터를 분석하고 그래프도 그려 줘."**와 같은 프롬프트는 AI가 어떤 분석을 어떻게 수행해야 하는지 명확하지 않아 원하는 결과를 바로 얻기가 어려울 수 있다.

　　※ 좋은 예시:

　　**"1단계: 혈압 데이터의 평균을 계산해 줘."**

　　**"2단계: 평균 혈압을 그래프로 시각화해 줘."**

Chap. 1 생성형 AI의 이해와 ChatGPT 바로 시작하기

Chap. 2 의료진의 주요 업무에서 ChatGPT 활용하기

Chap. 3 생성형 AI 효과를 높이는 활용 꿀팁이는?

Chap. 4 생성형 AI 윤리와 저작권 그리고 보안

# 의료진의 주요 업무에서 ChatGPT 활용하기

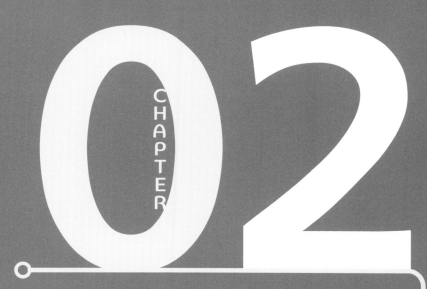

CHAPTER

02

ChatGPT of the people, by the people, for the people

# 1. 환자 진료 및 환자 관리

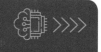

Chap. 1 영역별 AI의 이해와
ChatGPT 바로 시작하기

Chap. 2 의료인의 직장 업무에서
ChatGPT 활용하기

Chap. 3 영역별 AI 효과를 높이는
활용 길라잡이는?

Chap. 4 영역별 AI 윤리와 저작권
그리고 검증

의무기록Medical Records은 환자의 건강 상태를 체계적으로 기록하고 관리하는 필수적인 자료이다. 이는 단순한 진료 기록을 넘어, 정확한 진단과 효과적인 치료를 위한 핵심 정보로 활용된다.

본 장은 의무기록의 개념과 중요성을 이해하고, 환자 진료 기록, 진단 및 검사 기록, 처방 및 치료 기록, 법적 및 행정 기록 등 다양한 유형의 의료 문서를 체계적으로 정리하는 방법을 제시한다. 의료 전문가뿐만 아니라 의무기록사, 의료 행정 종사자, 보건 관련 연구자들에게도 유용한 가이드가 될 것이다.

의료 현장에서 의무기록의 역할은 단순한 문서 작성에 그치지 않는다. 환자의 치료 과정과 병력 관리를 돕는 것은 물론, 법적 보호, 연구 자료, 보험 청구 등 다양한 분야에서 중요한 역할을 한다.

이 장을 통해 의무기록의 관리 방법을 익히고, 실무에서의 활용도를 높이는 데 도움이 되길 바란다.

## 1.1 환자 기록 정리 및 요약

의료 현장에서 의무기록은 환자의 상태를 명확하게 파악하고, 효과적인 치료 계획을 수립하는 데 중요한 역할을 한다. 그러나 방대한 의료 정보를 체계적으로 정리하고, 환자와 의료진 간 원활한 의사소통을 위한 문서를 작성하는 것은 쉽지 않은 작업이다.

이 책은 의무기록을 활용한 핵심 요약, 환자 상담 자료, 이해를 돕는 설명문을 다루며, 의료진이 보다 효율적이고 정확하게 의료 문서를 작성할 수 있도록 돕는 실전 가이드이다.

가상의 환자 의무기록을 바탕으로 ChatGPT를 이용하여 의료 기록 작성에 대해 실습해 보자.

## 1) 진료기록부를 이용한 환자 차트 자동 생성

가상의 환자 진료기록부를 ChatGPT를 이용하여 환자 차트를 자동으로 생성해 본다. 진료기록부의 내용은 아래 표와 같다.

[표 2-1] 환자 진료기록부 예제

| 진료기록부 | | | |
|---|---|---|---|
| 환자 ID: 12345678 | | | 방문일: 2025년 1월 13일 |
| 환자명 | 김철수 | 진료과목 | 정형외과 |
| 성별/연령 | 남성/45세 | | |
| 주소 | 서울특별시 강남구 | | |
| 주 호소 | 3일 전부터 시작된 오른쪽 무릎 통증과 부종 | | |
| 현 병력 | 환자는 3일 전 무거운 짐을 옮기다가 오른쪽 무릎에 급성 통증을 느낌<br>이후 부종과 통증이 심해지며 움직임에 제한 발생<br>현재 통증 정도: 7/10 (0은 통증 없음, 10은 극심한 통증)<br>휴식 시 약간의 완화, 움직일 때 악화 | | |
| 과거 병력 | 고혈압 (진단: 2020년)<br>비만 (BMI 28)<br>알러지: 없음. | | |
| 가족력 | 부친: 당뇨병<br>모친: 고혈압 | | |
| 사회력 | 직업: 물류업<br>흡연: 하루 10개피 (15년)<br>음주: 주 2회 (소주 1병 정도) | | |
| 신체검사 | 혈압: 135/85mmHg<br>맥박: 78회/분<br>체온: 36.8°C<br>오른쪽 무릎: 부종, 압통 존재, 관절 운동 제한 | | |
| 검사 결과 | X-ray: 관절 내 연부 조직 이상 소견. 골절 소견 없음.<br>혈액검사: 염증 수치(CRP) 약간 상승<br>초음파 검사: 슬관절 내 소량의 삼출액 확인 | | |
| 진단 | 슬관절 염좌(Knee Sprain)<br>관절 삼출증(Joint Effusion) | | |

| | |
|---|---|
| 치료 계획 | 약물치료:<br> - 진통제: 아세트아미노펜 500mg, 하루 3회.<br> - 소염제: 이부프로펜 200mg, 필요 시 복용.<br>물리치료:<br> - 냉찜질 하루 3회 (15분씩).<br>생활지도:<br> - 무릎 과도 사용 자제, 안정 필요.<br>추적검사:<br> - 증상 지속 시 1주 후 재방문 예정. |
| 의사 서명 | 담당의: 박민수 (인) |

작성된 진료기록부가 있다면 이 내용을 pdf나 사진 등의 파일로 ChatGPT에 업로드하여 환자의 환자 차트를 생성할 수 있다. [표 2-1]의 진료기록부 내용을 pdf로 출력한 후 프롬프트에 아래와 같이 입력하여 환자 차트를 생성해 보자.

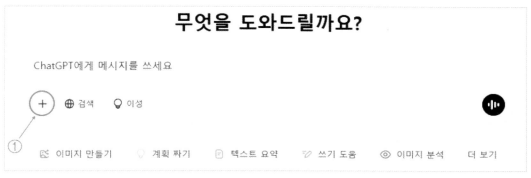

[그림 2-1] ChatGPT 프롬프트

[그림 2-1]은 ChatGPT의 프롬프트를 보여 주고 있다. pdf 파일이나 jpg 등의 사진 파일은 ①의 '+'를 클릭하여 업로드할 수 있다. 진료기록부의 pdf 파일을 업로드한 후, 진료기록부 내용을 생성하는 프롬프트를 작성한다.

Chap. 1 알아야할 AI의 이해와! ChatGPT 바로 시작하기

Chap. 2 의료진의 주요 업무에서 ChatGPT 활용하기

Chap. 3 알아야할 AI 효과를 높이는 활용 꿀팁이는?

Chap. 4 알아야할 AI 윤리와 개인정보 그리고 보안

**※ Prompt**: "위 진료기록부를 이용하여 환자 차트를 자동으로 생성해 줘"

위 진료기록부를 이용하여 환자 차트를 자동으로 생성해 줘

다음과 같이 환자 차트를 생성했습니다. 필요한 수정 사항이 있으면 알려주세요!

▤ Patient Chart                                                              ⤢

**환자 차트**
**환자 정보**
- **이름**: 김철수
- **환자 ID**: 12345678
- **성별**: 남성
- **나이**: 45세
- **주소**: 서울특별시 강남구
- 방문일: 2025년 1월 13일

대신 채팅에서 답합니다 >

환자 차트를 자동으로 생성했습니다. 추가 수정이 필요하면 말씀해주세요!

[그림 2-2] 진료기록부 pdf를 ChatGPT를 통해 환자 차트로 생성

[그림 2-2]에서 생성된 환자 차트를 클릭하면 아래 [그림 2-3]과 같은 내용을 확인할 수 있다.

**환자 차트**
**환자 정보**
- **이름**: 김철수
- **환자 ID**: 12345678
- **성별**: 남성
- **나이**: 45세
- **주소**: 서울특별시 강남구
- **방문일**: 2025년 1월 13일
- **진료과목**: 정형외과

**주 호소**
- 3일 전부터 시작된 오른쪽 무릎 통증과 부종

- 현재 통증 정도: 7/10 (0: 통증 없음, 10: 극심한 통증)
- 휴식 시 약간의 완화, 움직일 때 악화

**과거 병력**
- 고혈압 (진단: 2020년)
- 비만 (BMI 28)
- 알러지: 없음

**사회력**
- 직업: 물류업
- 흡연: 하루 10개비 (15년)
- 음주: 주 2회 (소주 1병)

**신체검사**
- 혈압: 135/85 mmHg
- 맥박: 78회/분
- 체온: 36.8℃
- 오른쪽 무릎: 부종, 압통 존재, 관절 운동 제한

**검사 결과**
- X-ray: 관절 내 연부 조직 이상 소견, 골절 소견 없음
- 혈액검사: 염증 수치(CRP) 약간 상승
- 초음파 검사: 슬관절 내 소량의 삼출액 확인

**진단**
- 슬관절 염좌(Knee Sprain)
- 관절 삼출증(Joint Effusion)

**가족력**
- 부친: 당뇨병
- 모친: 고혈압

**치료 계획**
- **약물치료:**
  - 진통제: 아세트아미노펜 500mg (하루 3회)
  - 소염제: 이부프로펜 200mg (필요 시 복용)
- **물리치료:**
  - 냉찜질 하루 3회 (15분씩)

- 생활지도:
    - 무릎 과도 사용 자제, 안정 필요
- 추적검사:
    - 증상 지속 시 1주 후 재방문 예정

**담당 의사**
- **이름:** 박민수
- **서명:** (인)

[그림 2-3] 진료기록부 파일을 업로드하여 생성된 환자 차트

생성된 환자 차트를 이용하여 의무기록의 핵심 요약, 환자 이해를 돕는 설명문을 작성할 수 있다. 아래 '의무기록 핵심 요약'과 '환자 이해를 돕는 설명문 작성'은 각각 원래 환자 차트로부터 생성된다는 점을 유의하자.

## (1) 의무기록 핵심 요약

ChatGPT를 통해 생성된 환자 차트 내용의 핵심을 요약해 보자. 생성된 진료기록부를 기억하고 이를 토대로 핵심 내용을 생성하는 프롬프트를 작성한다. 아래 Prompt에서 '환자 차트'란 진료기록부에서 생성된 환자 차트[그림 2-3]를 의미한다.

**※ Prompt : "위 환자 차트 내용을 기억하고, 이 환자 차트를 핵심만 요약해 주세요."**

위 환자 차트 내용을 기억하고, 이 환자 차트를 핵심만 요약해 주세요.

🧠 메모리 업데이트됨

**환자 차트 요약**
- **환자:** 김철수(45세, 남성)
- **주 호소:** 오른쪽 무릎 통증 및 부종 (3일 전 발생)
- **과거 병력:** 고혈압, 비만
- **검사 결과:** 연부 조직 이상(X-ray), CRP 약간 상승(혈액검사), 소량 삼출액(초음파)
- **진단:** 슬관절 염좌, 관절 삼출증
- **치료:** 진통제(아세트아미노펜), 소염제(이부프로펜), 냉찜질, 안정 권고

- **추적검사:** 1주 후 재방문 예정
- **담당 의사:** 박민수

더 간략히 하거나 추가 정보가 필요하면 말씀해주세요!

◁)) 🔗 👍 👎 ✎

[그림 2-4] 환자 차트 내용의 핵심을 요약한 결과

[그림 2-4]의 결과처럼 ChatGPT는 환자 차트의 핵심 내용만 요약해 주고 있으므로 의료진이 환자에 대한 치료 계획을 빠르게 결정할 수 있도록 도와준다.

## (2) 환자 이해를 돕는 설명문 작성

ChatGPT를 통해 생성된 환자 차트 내용을 통해 환자 이해를 돕는 설명문을 작성해 보자. 생성된 진료기록부를 기억하고 이를 토대로 환자 이해를 돕는 설명문을 생성하는 프롬프트를 작성한다. 아래 Prompt에서 '환자 차트'란 진료기록부에서 생성된 환자 차트 [그림 2-3]를 의미한다.

※ **Prompt:** "위 환자 차트 내용을 기억하고, 이 환자에게 이해를 돕는 설명문을 작성
해 주세요."

위 환자 차트 내용을 기억하고, 이 환자에게 이해를 돕는 설명문을 작성해 주세요.

### 김철수님을 위한 진료 설명문

안녕하세요, 김철수님. 진료 결과를 바탕으로 현재 상태와 치료 방법을 설명드리겠습니다.

### 1. 현재 상태

김철수님께서는 **3일 전 무거운 짐을 옮기다가 오른쪽 무릎에 급성 통증**을 느끼셨고, 이후 **부종과 움직임의 제한**이 발생하였습니다.
검사 결과, **슬관절 염좌(무릎 인대 손상) 및 관절 삼출증(무릎 관절 내 물이 차는 현상)**이 확인되었습니다.

### 2. 검사 결과 요약

- **X-ray 검사:** 뼈에는 이상이 없으나 연부 조직(근육, 인대)에 손상이 의심됩니다.

- **혈액검사:** 염증 수치(CRP)가 약간 상승하여 경미한 염증이 있는 것으로 보입니다.
- **초음파 검사:** 관절 내부에 **소량의 삼출액(관절 내 물)**이 확인되었습니다.

**3. 치료 방법**

☑ **약물 치료**
- **진통제(아세트아미노펜 500mg):** 하루 3회 복용하여 통증을 줄이세요.
- **소염제(이부프로펜 200mg):** 필요 시 복용하여 염증을 완화하세요.

☑ **물리 치료**
- **냉찜질(하루 3회, 15분씩):** 부종과 염증 완화에 도움이 됩니다.

☑ **생활 관리**
- 무릎을 **과도하게 사용하지 말고 충분히 쉬어야** 합니다.
- 갑작스러운 움직임을 피하고 **걷거나 서 있을 때 무릎에 부담을 줄이는 것이 중요합니다.**

☑ **추적 검사 및 주의 사항**
- 증상이 지속되거나 악화될 경우, **1주 후 다시 병원**을 방문하여 상태를 확인할 예정입니다.
- 통증이 심해지거나 부종이 심하게 증가하면 **즉시 병원에 방문**하세요.

김철수님의 빠른 회복을 기원합니다. 추가로 궁금한 사항이 있으면 언제든지 문의해주세요.

**담당 의사: 박민수**

[그림 2-5] 환자 차트를 토대로 생성된 환자 이해를 돕는 설명문

[그림 2-5] 내용처럼 ChatGPT는 환자의 이해를 돕는 설명문을 생성하였다. 이 설명문은 환자가 자신의 상태를 쉽게 이해하고 치료 계획을 따를 수 있도록 돕는 목적을 가지고 있다. 대상 독자는 일반 환자이므로, 의료 용어를 쉽게 풀어쓰되 핵심적인 의학적 개념은 유지한다. 문장이 명확하고 간결하지만 더욱 친근한 어조를 추가하면 환자가 편하게 받아들일 수 있다.

**※ 주의 사항**

이 책에 사용된 환자 진료기록부는 ChatGPT로 생성된 것이다. 따라서 진료기록부에 표기된 치료 방법 등에 제시된 약물 치료 방법예: 하루 3회 및 냉찜질하루 3회 15분씩 등도 ChatGPT가 임의로 생성한 것으로 이런 사항들은 현실 세계에서 반드시 처방 의사가 확정해 줘야 하는 내용임을 독자들이 참고 바란다.

## (3) 환자 생활 습관 변화를 제안하는 설명문 작성

ChatGPT를 통해 생성된 환자 차트 내용을 통해 환자 생활 습관 변화를 제안하는 설명문을 작성해 보자. 생성된 진료기록부를 기억하고 이를 토대로 환자 생활 습관 변화를 제안하는 설명문을 생성하는 프롬프트를 작성한다. 아래 Prompt에서 '환자 차트'란 진료기록부에서 생성된 환자 차트 [그림 2-3]를 의미한다.

※ **Prompt: "위 환자 차트 내용을 기억하고, 이 환자에게 생활 습관 변화를 제안해 주세요."**

> 위 환자 차트 내용을 기억하고, 이 환자에게 생활 습관 변화를 제 안해 주세요.

IⓑⒷ 메모리 업데이트됨

김철수 환자에게는 다음과 같은 생활 습관 변화가 도움이 될 수 있습니다:

### 1. 체중 관리

- **비만**은 관절에 과도한 부담을 주므로, 체중을 관리하는 것이 중요합니다. 건강한 식습관과 꾸준한 운동을 통해 체중을 적정 범위로 유지하는 것이 무릎 건강에 좋습니다. 특히, 무릎에 부담을 줄 수 있는 고칼로리, 고지방 음식을 줄이는 것이 중요합니다.

### 2. 금연

- **흡연**은 혈액 순환을 방해하고, 염증 반응을 악화시킬 수 있습니다. 흡연을 줄이거나 금연을 고려하는 것이 장기적으로 무릎 건강뿐만 아니라 전반적인 건강에도 도움이 됩니다. 금연 지원 프로그램이나 상담을 받을 수 있습니다.

### 3. 음주 감소

- **음주**는 염증을 촉진하고 면역 체계를 약화시킬 수 있습니다. 주 2회의 음주는 무릎의 회복을 방해할 수 있으므로, 음주 빈도를 줄이고 가능하다면 절제하는 것이 좋습니다.

### 4. 규칙적인 운동

- 관절에 부담을 주지 않는 **저강도 운동**(예: 수영, 자전거 타기, 걷기)을 통해 근육을 강화하고, 관절을 지지하는 체력을 기를 수 있습니다. 무릎 통증이 심할 경우에는 전문가의 지도 아래 운동을 시작하는 것이 좋습니다.

### 5. 적절한 휴식과 스트레칭

- 무릎에 과도한 부담을 주지 않도록 **정기적인 휴식**을 취하는 것이 중요합니다. 또한, 일상 생활에서 무릎을 과도하게 사용하는 일을 피하고, 스트레칭과 가벼운 운동을 통해 유연성을 유지하는 것이 도움이 됩니다.

Chap. 1 생성형 AI의 이해와 ChatGPT 바로 시작하기

Chap. 2 의료진의 주요 업무에서 ChatGPT 활용하기

Chap. 3 생성형 AI 효과를 높이는 활용 꿀편이는?

Chap. 4 생성형 AI 윤리와 저작권 그리고 저망

이러한 생활 습관 변화는 김철수 환자의 무릎 통증 완화와 재발 방지에 긍정적인 영향을 줄 수 있습니다.

◁〃 ⬛ 👍 👎 ✏ ⟳ ⌄

[그림 2-6] 환자에게 생활 습관 변화를 제안하는 설명문 생성

### (4) 건강검진 판정 및 환자 생활 습관 변화를 제안하는 설명문 작성

ChatGPT의 환자 생활 습관 변화를 제안하는 설명문 작성 요청은 건강검진 결과지에 적용하면 그 활동도를 극대화할 수 있다. 또한, 건강검진 결과를 판정하는 데 도움을 받을 수 있다. 아래 [표 2-2]는 건강검진 결과 예시다.

[표 2-2] 환자 검강검진 항목 및 결과표 예시

| 항목 | 결과 |
|---|---|
| **환자 정보** | |
| 이름 | 김철수 |
| 성별 | 남성 |
| 나이 | 45세 |
| 환자 ID | 12345678 |
| 검진일 | 2025년 1월 13일 |
| **기본 정보** | |
| 혈압 | 135/85 mmHg |
| 체온 | 36.8°C |
| 맥박 | 78회/분 |
| 호흡수 | 16회/분 |
| 체중 | 92kg |
| 신장 | 175cm |
| BMI | 30.0 |
| **혈액검사** | |
| 혈색소 | 14.2 g/dL |
| 백혈구 | 6,200 /μL |

| | |
|---|---|
| 혈소판 | 220,000 /μL |
| 총 콜레스테롤 | 210 mg/dL |
| LDL 콜레스테롤 | 145 mg/dL |
| HDL 콜레스테롤 | 45 mg/dL |
| 중성지방 | 160 mg/dL |
| 공복혈당 | 100 mg/dL |
| CRP | 4.5 mg/L |
| **소변검사** | |
| 소변 pH | 6.0 |
| 단백질 | 음성 |
| 당 | 음성 |
| 잠혈 | 음성 |
| **심전도 (ECG)** | |
| 결과 | 정상 심전도, 부정맥 없음 |
| **간 기능 검사** | |
| AST | 23 U/L |
| ALT | 19 U/L |
| 알부민 | 4.3 g/dL |
| 총 빌리루빈 | 0.8 mg/dL |
| **신장 기능 검사** | |
| 크레아티닌 | 1.0 mg/dL |
| eGFR | 95 mL/min/1.73m$^2$ |
| **흉부 X-ray** | |
| 결과 | 폐와 심장 크기 정상, 이상 소견 없음 |
| **복부 초음파** | |
| 결과 | 정상, 간, 신장, 비장, 담낭 이상 없음 |
| **골밀도 검사** | |
| 결과 | 정상 범위 |

Chap. 1 엉성한 AI의 이해와 ChatGPT 바로 시작하기

Chap. 2 의료인의 주요 업무에서 ChatGPT 활용하기

Chap. 3 엉성한 AI 효과를 높이는 활용 길잡이는?

Chap. 4 엉성한 AI 윤리와 저작권 그리고 검증

　　[표 2-2] 건강검진 결과로부터 건강검진 판정 및 환자 상담 내용을 ChatGPT의 도움을 받아 작성할 수 있다. 먼저, [표 2-2]의 건강검진 결과를 판정하는 프롬프트를 작성한다. [표 2-2]의 내용을 ChatGPT에 pdf나 jpg 등 형식으로 표의 형태로 업로드 후, 프롬프트에 아래와 같이 명령한다.

　　※ **Prompt**: "위 건강검진 결과를 표로 만들어 주세요."

위 건강검진 결과를 판정 결과를 표로 만들어 주세요.

다음은 김철수 환자의 건강검진 결과와 판정 내용을 표 정리한 것입니다:

| 항목 | 결과 | 판정 내용 |
|---|---|---|
| **기본 정보** | | |
| 혈압 | 135/85 mmHg | 정상 범위 |
| 체온 | 36.8°C | 정상 |
| 맥박 | 78회/분 | 정상 범위 |
| 호흡수 | 16회/분 | 정상 범위 |
| 체중 | 92kg | 비만 |
| 신장 | 175cm | |
| BMI | 30.0 | 비만 (체중 관리 필요) |
| **혈액검사** | | |
| 혈색소 | 14.2 g/dL | 정상 범위 |
| 백혈구 | 6,200/μL | 정상 범위 |
| 혈소판 | 220,000/μL | 정상 범위 |
| 총 콜레스테롤 | 210 mg/dL | 정상 범위 |
| LDL 콜레스테롤 | 145 mg/dL | 높은 수준 (심혈관 질환 위험 증가) |
| HDL 콜레스테롤 | 45 mg/dL | 정상 범위 |
| 중성지방 | 160 mg/dL | 정상 범위 |
| 공복혈당 | 100 mg/dL | 정상 범위 |
| CRP | 4.5 mg/L | 약간 상승 (염증 반응 확인 필요) |
| **소변검사** | | |
| 소변 pH | 6.0 | 정상 범위 |
| 단백질 | 음성 | 정상 |
| 당 | 음성 | 정상 |
| 잠혈 | 음성 | 정상 |

| 심전도 (ECG) | | |
|---|---|---|
| 결과 | 정상 심전도, 부정맥 없음 | 정상 |
| **간 기능 검사** | | |
| AST | 23 U/L | 정상 범위 |
| ALT | 19 U/L | 정상 범위 |
| 알부민 | 4.3 g/dL | 정상 범위 |
| 총 빌리루빈 | 0.8 mg/dL | 정상 범위 |
| **신장 기능 검사** | | |
| 크레아티닌 | 1.0 mg/dL | 정상 범위 |
| eGFR | 95 mL/min/1.73m² | 정상 범위 |
| **흉부 X-ray** | | |
| 결과 | 폐와 심장 크기 정상, 이상 소견 없음 | 정상 |
| **복부 초음파** | | |
| 결과 | 정상, 간, 신장, 비장, 담낭 이상 없음 | 정상 |
| **골밀도 검사** | | |
| 결과 | 정상 범위 | 정상 |

[그림 2-7] 건강검진 결과에 따른 판정을 표로 나타낸 예시

[그림 2-7]의 건강검진 결과 및 판정으로 환자에게 생활 습관 변화를 제안하는 설명문을 ChatGPT의 도움을 받아 작성해 보자. [그림 2-7]의 내용을 토대로 환자에게 설명문을 작성하는 내용을 아래 문장처럼 프롬프트에 작성한다.

※ Prompt : "위 건강검진 결과와 각 항목에 대한 판정을 바탕으로 환자 상담 자료를 작성해 주세요. 환자의 생활 습관 변화를 제안하는 설명문으로 작성해 주세요."

위 건강검진 결과와 각 항목에 대한 판정을 바탕으로 환자 상담 자료를 작성해 주세요. 환자의 생활 습관 변화를 제안하는 설명문으로 작성해 주세요.

Chap. 1 영역별 AI의 이해와 ChatGPT 바로 시작하기

Chap. 2 의료인의 주요 업무에서 ChatGPT 활용하기

Chap. 3 영역별 AI 효과를 높이는 활용 꿀팁이는?

Chap. 4 영역별 AI 윤리와 저작권 그리고 검증

**김철수 환자 건강검진 결과에 따른 상담 자료**

**1. 비만 관리 및 체중 감소 필요** 김철수 님의 BMI는 30.0으로 비만에 해당합니다. 비만은 심혈관 질환, 당뇨병, 고혈압 등 여러 만성 질환의 위험을 증가시키며, 관절에도 부담을 줄 수 있습니다. 체중을 줄이는 것이 전반적인 건강 향상에 매우 중요합니다.

**추천 사항:**

- 하루 30분 이상의 유산소 운동(걷기, 조깅, 자전거 타기 등)을 최소 주 5회 실천하십시오.
- 식사 시 적정량을 유지하고, 과식이나 고칼로리 식사를 피하십시오.
- 섬유질이 풍부한 채소, 과일, 통곡물을 충분히 섭취하고, 기름진 음식은 줄여주세요.
- 술과 기름진 음식을 자주 섭취하는 것을 피하고, 규칙적인 식습관을 갖도록 노력하십시오.

**2. 고지혈증 관리 (LDL 콜레스테롤)** 김철수 님의 LDL 콜레스테롤 수치가 145 mg/dL로 높은 수준입니다. 높은 LDL 수치는 동맥경화증, 심혈관 질환 등의 위험을 증가시킬 수 있습니다. 건강한 식단과 운동을 통해 콜레스테롤 수치를 관리하는 것이 중요합니다.

**추천 사항:**

- 포화지방, 트랜스지방이 많은 음식을 피하고, 불포화지방이 풍부한 식품(올리브유, 아보카도, 견과류)을 섭취하십시오.
- 식물성 기름, 기름진 육류보다는 생선(특히 오메가-3가 풍부한 연어, 고등어 등)을 선택하십시오.
- 정기적으로 운동을 하여 HDL 콜레스테롤 수치를 증가시킬 수 있도록 노력하십시오.

**3. 염증 반응(CRP) 관리** 현재 김철수 님의 CRP 수치가 4.5 mg/L로 약간 상승되어 있습니다. 이는 염증 반응이 존재할 수 있음을 시사하며, 장기적인 염증은 만성질환을 유발할 수 있습니다. 염증을 감소시키기 위해 생활 습관의 개선이 필요합니다.

**추천 사항:**

- 염증을 줄이는 음식(오메가-3가 풍부한 식품, 과일, 채소, 곡류 등)을 충분히 섭취하십시오.
- 스트레스 관리 및 충분한 수면을 취하는 것이 중요합니다. 스트레스가 많은 경우 명상, 요가 또는 취미 생활을 통해 이를 관리하십시오.

**4. 운동 및 활동 증가** 김철수 님은 체중과 LDL 콜레스테롤 수치를 개선하기 위해 규칙적인 운동을 해야 합니다. 운동은 전반적인 건강을 증진시키고, 체중을 관리하는 데 효과적입니다.

**추천 사항:**

- 하루 30분 이상의 유산소 운동을 추천합니다. 걷기, 자전거 타기, 수영 등의 운동을 시작하십시오.
- 운동 전후로 간단한 스트레칭을 하여 관절과 근육을 보호하세요.

**5. 고혈압 관리** 현재 김철수 님의 혈압은 135/85 mmHg로 정상 범위에 해당합니다. 그러나, 고혈압은 만성적인 상태가 될 수 있으므로, 체중 관리와 건강한 생활 습관이 혈압을 유지하는 데 중요한 역할을 합니다.

**Chap. 1** 영역별 AI의 이해와
ChatGPT 바로 시작하기

**Chap. 2** 의료진의 주요 업무에서
ChatGPT 활용하기

**Chap. 3** 영역별 AI 효과를 높이는
활용 프롬프트는?

**Chap. 4** 영역별 AI 윤리와 저작권
그리고 개선점

추천 사항:

- 나트륨 섭취를 줄이고, 저염식 식사를 실천하세요.
- 꾸준한 운동과 스트레스 관리가 혈압을 안정적으로 유지하는 데 도움이 됩니다.

**6. 전반적인 건강을 위한 생활 습관 개선**

- **수면**: 매일 충분한 수면을 취하십시오. 수면 부족은 여러 건강 문제를 유발할 수 있습니다.
- **음주와 흡연**: 흡연과 과도한 음주는 심혈관 질환, 호흡기 질환 등 다양한 질병의 원인입니다. 흡연을 줄이거나 끊고, 음주는 적당히 유지하십시오.

**결론** 김철수 님의 건강 상태를 개선하기 위해서는 체중 감소, 콜레스테롤 수치 관리, 규칙적인 운동, 건강한 식습관이 필수적입니다. 이를 통해 염증 감소와 전반적인 건강 개선이 가능합니다. 건강한 생활 습관을 실천하며, 주기적인 건강 검진을 통해 상태를 체크하는 것이 중요합니다.

🗗 👍 👎 🔊 ✏️ 🔄 ⌄

[그림 2-8] 건강검진 결과 및 판정을 바탕으로 환자 생활 습관 개선 제시문의 예

ChatGPT는 환자 개인의 병력과 상태를 고려하여, 신체적 요구 사항에 맞는 생활 습관 변화를 제안한다. 이 과정에서의 주요 장점은 개인 맞춤형 접근을 통해 실행 가능성을 높이고, AI 기반으로 실시간 조언 제공이 가능하다. ChatGPT는 언제든지 환자와 의사 간의 실시간 소통을 통해 추가적인 조언을 제공할 수 있다. 이는 치료 과정을 보다 유연하고 효율적으로 만들며, 환자가 필요로 할 때마다 맞춤형 정보를 제공할 수 있는 강점을 가진다.

이와 같은 접근 방식은 의료 현장에서 환자 맞춤형 치료와 예방을 위한 효율적인 도구로 활용될 수 있으며, ChatGPT가 제공하는 정보는 환자의 치료와 회복을 돕는 데 매우 유용하다.

## 2) 환자 협진 요청서 작성

협진은 환자에게 최상의 의료 서비스를 제공하기 위해 여러 전문가들이 함께 협력하는 과정이다. 다양한 진료 과정을 거쳐 복합적인 치료가 필요한 경우, 협진 요청서는 환자의 상태와 필요를 명확하게 전달하는 중요한 도구이다. 정확하고 구체적인 협진 요청서는 환자의 치료 과정에서 중요한 역할을 하며, 의료 전문가 간의 원활한 의사소통을 돕고, 환자의 치료 성과를 높이는 데 기여한다.

환자 차트를 토대로 다른 전문과에 환자 협진 요청서도 작성해 보자. 생성된 진료기록부를 기억하고 이를 토대로 재활의학과에 환자 협진 요청서를 생성하는 프롬프트를 작성한다. 아래 Prompt에서 '환자 차트'란 진료기록부에서 생성된 환자 차트 [그림 2-3]를 의미한다.

※ **Prompt**: "위 환자 차트 내용을 기억하고, 재활의학과에 환자 협진 요청서를 작성
해 주세요."

---

위 환자 차트 내용을 기억하고, 재활의학과에 환자 협진 요청서를 작성해 주세요.

### 재활의학과 협진 요청서

**수신**: 재활의학과 담당 의사님
**발신**: 정형외과 박민수
**환자명**: 김철수 (남, 45세)
**환자 ID**: 12345678
**방문일**: 2025년 1월 13일

**1. 의뢰 사유**
환자는 **오른쪽 무릎 슬관절 염좌 및 관절 삼출증**으로 진단되었으며, 현재 통증 및 부종으로 인해 관절 운동 제한이 있는 상태입니다. 보다 효율적인 회복을 위해 **재활치료 및 운동치료 계획 수립**을 위해 협진을 요청드립니다.

**2. 환자 현황**
- **주 호소**: 3일 전 발생한 오른쪽 무릎 통증 및 부종
- **신체검사**:
    - 혈압: 135/85 mmHg, 맥박: 78회/분, 체온: 36.8℃
    - 오른쪽 무릎: 부종, 압통 존재, 관절 운동 제한
- **검사 결과**:
    - X-ray: 연부 조직 이상, 골절 없음
    - 혈액검사: CRP 약간 상승
    - 초음파: 슬관절 내 소량의 삼출액 확인
- **진단**: 슬관절 염좌(Knee Sprain), 관절 삼출증(Joint Effusion)

**3. 현재 치료 계획**

- **약물치료:**

  - 아세트아미노펜 500mg (하루 3회)

  - 이부프로펜 200mg (필요 시)

- **물리치료:**

  - 냉찜질 하루 3회 (15분씩)

- **생활지도:**

  - 무릎 과도 사용 자제, 안정 필요

- **추적검사:** 1주 후 재방문 예정

**4. 요청 사항**

환자의 **무릎 기능 회복을 위한 재활 치료 평가 및 맞춤 운동 처방**이 필요합니다.

- 적절한 **관절 가동범위 운동 및 근력강화 운동** 계획 수립

- **부종 및 염증 관리**에 도움되는 물리치료 적용 여부 검토

- **무릎 관절 안정성**을 높이기 위한 보조기 사용 검토

환자의 빠른 회복을 위해 협진을 요청드리며, 재활 치료 방향에 대한 피드백 부탁드립니다.
감사합니다.

**정형외과 담당의:** 박민수 (서명)

↓

◁» ⬚ 🖒 🖓 ✐

[그림 2-9] 환자 차트를 토대로 재활의학과에 협진 요청서 생성

만약 복수의 과에 협진 요청서를 작성하고자 한다면 prompt에 그 범위를 명확히 작성해 주면 된다. [그림 2-9]의 재활의학과뿐만 아니라 류마티스내과에도 협진 요청서를 보내는 내용도 작성해 보자. 생성된 진료기록부를 기억하고 이를 토대로 재활의학과와 류마티스내과에 환자 협진 요청서를 생성하는 프롬프트를 작성한다. 아래 Prompt에서 '환자 차트'란 진료기록부에서 생성된 환자 차트[그림 2-3]를 의미한다.

Chap. 1 엄청난 AI의 이해와
ChatGPT 바로 시작하기

Chap. 2 의료인의 주요 업무에서
ChatGPT 활용하기

Chap. 3 엄청난 AI 효과를 높이는
활용 꿀팁이는?

Chap. 4 엄청난 AI 윤리와 저작권
그리고 보안

※ Prompt: "위 환자 차트 내용을 기억하고, 재활의학과와 류마티스내과에 환자 협진 요청서를 작성해 주세요."

위 환자 차트 내용을 기억하고, 재활의학과와 류마티스내과에 환자 협진 요청서를 작성해 주세요.

**[재활의학과 협진 요청서]**

**수신:** 재활의학과 담당 의사님
**발신:** 정형외과 박민수 의사

**환자 정보**

- **환자 ID:** 12345678
- **이름:** 김철수
- **성별:** 남성
- **나이:** 45세
- **방문일:** 2025년 1월 13일

**1. 의뢰 사유**

- 환자는 무거운 짐을 옮기다가 오른쪽 무릎에 급성 통증을 경험한 후, 무릎 부종과 통증이 심해져서 내원했습니다.
- 진단 결과, 슬관절 염좌와 관절 삼출증이 확인되었습니다.
- 관절 기능 회복을 위한 재활 치료가 필요하여, 재활의학과에 협진을 요청드립니다.

**2. 환자 현황**

- **주 호소:** 3일 전부터 시작된 오른쪽 무릎 통증과 부종
- **현재 증상:** 통증 정도 7/10 (휴식 시 완화, 움직일 때 악화)
- **신체검사:** 오른쪽 무릎 부종, 압통 존재, 관절 운동 제한
- **검사 결과:** X-ray에서 연부 조직 이상(골절 없음), 혈액검사에서 CRP 약간 상승, 초음파에서 소량 삼출액 확인

**3. 현재 치료계획**

- **약물치료:** 아세트아미노펜 500mg(하루 3회), 이부프로펜 200mg(필요 시 복용)
- **물리치료:** 냉찜질 하루 3회 (15분씩)
- **생활지도:** 무릎 과도 사용 자제, 안정 필요

**4. 요청 사항**

- 운동치료 및 보조기 착용 여부에 대한 상담
- 슬관절 기능 회복을 위한 재활 치료 계획 수립

**담당 의사:** 박민수

**[류마티스내과 협진 요청서]**

수신: 류마티스내과 담당 의사님

발신: 정형외과 박민수 의사

환자 정보

- **환자 ID:** 12345678
- **이름:** 김철수
- **성별:** 남성
- **나이:** 45세
- **방문일:** 2025년 1월 13일

## 1. 의뢰 사유

- 환자는 오른쪽 무릎 통증과 부종으로 내원하여, 슬관절 염좌 및 관절 삼출증이 진단되었습니다.
- 혈액검사에서 CRP 상승 및 초음파에서 소량의 삼출액이 확인되었습니다. 이러한 증상으로 인해 류마티스 관절염 또는 면역질환 가능성이 있어 추가적인 진단을 요청드립니다.

## 2. 환자 현황

- **주 호소:** 3일 전부터 시작된 오른쪽 무릎 통증과 부종
- **현재 증상:** 통증 정도 7/10 (휴식 시 완화, 움직일 때 악화)
- **신체검사:** 오른쪽 무릎 부종, 압통 존재, 관절 운동 제한
- **검사 결과:** X-ray에서 연부 조직 이상(골절 없음), 혈액검사에서 CRP 약간 상승, 초음파에서 소량 삼출액 확인

## 3. 현재 치료계획

- **약물치료:** 아세트아미노펜 500mg(하루 3회), 이부프로펜 200mg(필요 시 복용)
- **물리치료:** 냉찜질 하루 3회 (15분씩)
- **생활지도:** 무릎 과도 사용 자제, 안정 필요

## 4. 요청 사항

- CRP 상승 및 삼출액 확인에 따른 류마티스 관절염 또는 면역질환의 감별
- 추가적인 검사 및 진단을 요청드립니다

**담당 의사:** 박민수

[그림 2-10] 재활의학과와 류마티스내과에 수신될 협진 요청서 생성

[그림 2-9]에서 재활의학과 협진 요청서의 예시를 다루었다. 또한, [그림 2-10]에서 재활의학과 및 류마티스내과와의 협진 요청서를 통해 환자의 진단을 보다 정확히 내리기 위

한 노력을 ChatGPT가 작성해 주었다. 두 협진 요청서 모두 환자의 현재 상황과 요청 사항을 ChatGPT가 명확히 설명하고 있어, 다른 의료팀과의 협력적 진료에 있어 생성형 AI가 도움을 줄 수 있는 중요한 참고자료가 될 것이다.

### 3) 소견서 작성

환자가 보험사 제출용, 회사 제출용, 병원 간 전원 목적으로 소견서를 요청할 때 소견서를 작성해 줄 수 있다. 환자 소견서는 환자의 건강 상태와 진료 과정을 정리하고, 다른 의료 전문가와의 원활한 협업을 위한 중요한 도구이다. 생성된 진료기록부를 기억하고 이를 토대로 환자가 보험사에 제출하기 위한 소견서를 생성하는 프롬프트를 작성한다. 아래 Prompt에서 '환자 차트'란 진료기록부에서 생성된 환자 차트[그림 2-3]를 의미한다.

※ **Prompt**: "위 환자 차트 내용을 기억하고, 환자가 보험사에 제출하기 위한 소견서를 작성해 주세요."

---

위 환자 차트 내용을 기억하고, 환자가 보험사에 제출하기 위한 소견서를 작성해 주세요.

다음은 김철수 환자의 보험사 제출용 소견서 예시입니다:

---

**소견서**

**환자 정보**
이름: 김철수
환자 ID: 12345678
성별: 남성
나이: 45세
주소: 서울특별시 강남구
방문일: 2025년 1월 13일
진료과목: 정형외과

**주 호소**
3일 전부터 시작된 오른쪽 무릎 통증과 부종

**현병력**

환자는 2025년 1월 10일 무거운 짐을 옮기던 중 오른쪽 무릎에 급성 통증을 느꼈으며, 이후 무릎에 부종과 통증이 심해지고 움직임에 제한이 발생했습니다. 현재 통증 정도는 7/10으로, 휴식 시 약간 완화되지만 움직일 때 통증이 악화됩니다.

**진단**

1. 슬관절 염좌 (Knee Sprain)

2. 관절 삼출증 (Joint Effusion)

**검사 결과**

- **X-ray**: 연부 조직 이상 소견, 골절 없음

- **초음파**: 슬관절 내 소량의 삼출액 확인

- **혈액검사**: 염증 수치(CRP) 약간 상승

**치료 계획**

- **약물치료**:

    - 아세트아미노펜 500mg (하루 3회)

    - 이부프로펜 200mg (필요 시 복용)

- **물리치료**:

    - 냉찜질 하루 3회 (15분씩)

- **생활지도**:

    - 무릎 과도 사용 자제, 안정 필요

- **추적검사**:

    - 증상 지속 시 1주 후 재방문 예정

**추가 설명**

환자는 무릎의 급성 손상으로 인해 지속적인 통증과 부종을 겪고 있으며, 현재 상태는 진통제와 소염제 사용과 냉찜질로 관리 중입니다. 향후 재활 치료와 추가 검사가 필요할 수 있습니다. 현재 상태로는 일상적인 활동에 큰 제약이 있으며, 일시적인 장애를 겪고 있습니다.

**담당 의사**

박민수 (서명)

이 소견서를 통해 환자의 상태와 치료 계획이 보험사에 명확히 전달될 수 있습니다. 추가적으로 필요한 정보나 수정 사항이 있으면 알려주세요!

[그림 2-11] 환자가 보험사에 제출할 의사 소견서

Chap. 1 앙염할 AI의 이해와 ChatGPT 바로 시작하기

Chap. 2 의료인의 주요 업무에서 ChatGPT 활용하기

Chap. 3 앙염할 AI 효과를 높이는 활용 꿀팁이는?

Chap. 4 앙염할 AI 윤리와 저작권 그리고 검증

[그림 2-11]의 소견서는 보험사 제출용으로 작성된 예시다. 환자의 진단, 치료 계획, 검사 결과를 명확히 정리하여 보험사의 요구 사항에 맞는 형태로 제공된다. 이를 통해 환자의 상태가 정확히 반영되며, 보험 처리 과정이 원활히 이루어질 수 있도록 ChatGPT가 도와줄 수 있다. 본 소견서를 예시로 활용하여 ChatGPT는 다양한 의료 상황에서 보험사와의 원활한 소통을 도울 수 있을 것이다.

## 1.2 진단 지원 및 치료 옵션 추천

의학의 발전과 함께 환자의 진단과 치료를 보다 정밀하고 효과적으로 지원하기 위한 기술들이 빠르게 도입되고 있다. 특히 의무기록EHR, Electronic Health Record을 기반으로 인공지능AI을 활용하면 의료진이 보다 신속하고 정확하게 진단을 내리고, 환자 맞춤형 치료 옵션을 추천할 수 있다.

이 절에서는 ChatGPT를 활용하여 의무기록을 분석하고, 진단을 보조하며, 최적의 치료 계획을 수립하는 과정을 다룬다. 단순한 정보 제공을 넘어, 가상 임상 사례를 기반으로 의사의 의사 결정을 어떻게 도울 수 있는지 실습한다.

### 1) 진단 지원

흔하지 않은 증상을 가진 환자나 진단이 애매한 환자 내원 시 감별 진단, 그러한 환자에게 필요한 검사 등을 문의할 수 있다. 환자의 초진 기록부를 근거로 환자에게 필요한 검사가 무엇인지 물어볼 수 있다. 아래 [표 2-3]은 환자의 초진 기록부 예시이다.

[표 2-3] 초진 기록부

| 초진 기록부 | | | |
|---|---|---|---|
| 환자 ID. 12345678 | | | 방문일: 2025년 1월 13일 |
| 환자명 | 김철수 | 진료과목 | 정형외과 |
| 성별/연령 | 남성/45세 | | |
| 주소 | 서울특별시 강남구 | | |
| 주 호소 | 3일 전부터 시작된 오른쪽 무릎 통증과 부종 | | |
| 현 병력 | 환자는 3일 전 무거운 짐을 옮기다가 오른쪽 무릎에 급성 통증을 느낌. 이후 부종과 통증이 심해지며 움직임에 제한 발생. 현재 통증 정도: 7/10 (0은 통증 없음, 10은 극심한 통증) 휴식 시 약간의 완화, 움직일 때 악화. | | |
| 과거 병력 | 고혈압 (진단: 2020년) 비만 (BMI 28) 알러지: 없음 | | |
| 가족력 | 부친: 당뇨병 모친: 고혈압 | | |
| 사회력 | 직업: 물류업 흡연: 하루 10개피 (15년) 음주: 주 2회 (소주 1병 정도) | | |
| 신체검사 | 혈압: 135/85 mmHg 맥박: 78회/분 체온: 36.8°C 오른쪽 무릎: 부종, 압통 존재, 관절 운동 제한 | | |
| | | | 담당의: 박민수 (인) |

[표 2-3]의 환자 초진 기록부를 토대로 이 환자에게 필요한 진단 방법을 문의해 보자. 그 전에 초진 기록부를 ChatGPT에 생성해 보자. [표 2-3]의 내용을 pdf 파일로 만들어 ChatGPT 업로드 후 프롬프트에 아래와 같이 입력한다. 방법은 1.1절의 1) 진료기록부를 이용한 환자 차트 자동 생성과 동일하다.

※ **Prompt**: "위 초진 기록부를 이용하여 초진 차트를 자동으로 생성해 주세요."

환자 이름: 김철수
환자 ID: 12345678
성별: 남성

나이: 45

방문일: 2025년 1월 13일

주소: 서울특별시 강남구

1. 주 호소(Main Complaint)

"3일 전부터 시작된 오른쪽 무릎 통증과 부종"

2. 현 병력(History of Present Illness)

환자는 3일 전 무거운 짐을 옮기다가 오른쪽 무릎에 급성 통증을 느낌.

이후 부종과 통증이 심해지며 움직임에 제한 발생.

현재 통증 정도: 7/10 (0은 통증 없음, 10은 극심한 통증)

휴식 시 약간의 완화, 움직일 때 악화.

3. 과거 병력(Past Medical History)

고혈압 (진단: 2020년)

비만 (BMI 28)

알러지: 없음

4. 가족력(Family History)

부친: 당뇨병

모친: 고혈압

5. 사회력(Social History)

직업: 물류업

흡연: 하루 10개피 (15년)

음주: 주 2회 (소주 1병 정도)

6. 신체검사(Physical Examination)

혈압: 135/85 mmHg

맥박: 78회/분

체온: 36.8℃

오른쪽 무릎: 부종, 압통 존재, 관절 운동 제한.

[그림 2-12] 초진 기록부를 바탕으로 생성된 환자 차트

생성된 초진 기록부를 기억하고 이를 토대로 환자에게 필요한 검사 내용을 생성하는 프롬프트를 작성한다. 아래 Prompt에서 '초진 차트'란 초진 기록부에서 생성된 초진 차트 [그림 2-12]를 의미한다.

※ **Prompt: "위 초진 차트를 기억하고, 환자에게 필요한 검사를 알려 주세요."**

위 초진 차트를 기억하고, 환자에게 필요한 검사를 알려주세요.

메모리 업데이트됨

김철수 환자에게 필요한 검사는 다음과 같습니다:

1. **X-ray 검사**
   - **목적:** 무릎의 뼈 및 관절 상태 확인, 골절 및 구조적 손상 여부 평가.
2. **초음파 검사**
   - **목적:** 관절 내 삼출액 확인 및 연부 조직(인대, 힘줄 등)의 손상 여부 평가.
3. **MRI 검사**
   - **목적:** 연부 조직(인대, 연골, 활액막 등)의 세밀한 손상 여부를 평가하여 슬관절 염좌 및 관절 삼출증을 정확하게 진단.
4. **혈액검사**
   - **목적:** 염증 수치(CRP, ESR) 확인, 감염 여부 및 다른 염증성 질환의 가능성 평가.
5. **관절 액 분석** (필요시)
   - **목적:** 관절 내 삼출액이 있는 경우, 염증의 원인 파악 및 세균 감염 여부를 확인하기 위해 액을 분석할 수 있습니다.

이 검사를 통해 정확한 진단을 내리고 적절한 치료 계획을 세울 수 있습니다. 추가로 검토할 사항이 있다면 말씀해 주세요!

[그림 2-13] 환자 차트를 토대로 생성된 환자에게 필요한 검사

[그림 2-13]처럼 ChatGPT는 김철수 환자와 같은 슬관절 염좌 및 관절 삼출증 의심 환자에 대한 필요한 검사들을 다루고 있다. ChatGPT는 진단을 위한 검사로 X-ray, 초음파, MRI, 혈액검사, 그리고 관절액 분석 등을 제시하였다. ChatGPT는 초진 기록을 통해 증상을 파악하고, 적절한 치료 계획을 세우기 위한 기초 자료를 제공할 수 있다.

## 2) 치료 옵션 추천

환자의 진단 정보를 근거로 치료 옵션 비교 및 요약을 할 수 있다. 약물 상호작용에 대한 정보, 다제약물 정리에 도움을 줄 수 있다. 이를 위한 진료기록부는 환자의 초진 기록, 진단 및 검사 기록을 포함한다.

아래 [표 2-4]에 있는 환자의 진단 정보를 이용하여 치료 옵션을 추천받아 보자.

[표 2-4] 검사 결과가 포함된 진료기록부

환자 이름: 김철수
환자 ID: 12345678
성별: 남성
나이: 45
방문일: 2025년 1월 13일
주소: 서울특별시 강남구


1. 주 호소(Main Complaint)
"3일 전부터 시작된 오른쪽 무릎 통증과 부종"


2. 현 병력(History of Present Illness)
환자는 3일 전 무거운 짐을 옮기다가 오른쪽 무릎에 급성 통증을 느낌.
이후 부종과 통증이 심해지며 움직임에 제한 발생.
현재 통증 정도: 7/10 (0은 통증 없음, 10은 극심한 통증)
휴식 시 약간의 완화, 움직일 때 악화.


3. 과거 병력(Past Medical History)
고혈압 (진단: 2020년)
비만 (BMI 28)
알러지: 없음


4. 가족력(Family History)
부친: 당뇨병

Chap. 1 생성형 AI의 이해와
ChatGPT 바로 시작하기

Chap. 2 의료인의 주업 업무에서
ChatGPT 활용하기

Chap. 3 생성형 AI 효과를 높이는
활용 꿀팁이는?

Chap. 4 생성형 AI 윤리와 저작권
그리고 보안

모친: 고혈압

5. 사회력(Social History)

직업: 물류업

흡연: 하루 10개피 (15년)

음주: 주 2회 (소주 1병 정도)

6. 신체검사(Physical Examination)

혈압: 135/85 mmHg

맥박: 78회/분

체온: 36.8°C

오른쪽 무릎: 부종, 압통 존재, 관절 운동 제한.

7. 검사 결과(Lab/Imaging Results)

X-ray: 관절 내 연부 조직 이상 소견. 골절 소견 없음.

혈액검사: 염증 수치(CRP) 약간 상승

초음파 검사: 슬관절 내 소량의 삼출액 확인

생성된 진료 차트를 기억하고 이를 토대로 환자에게 필요한 검사 내용을 생성하는 프롬프트를 작성한다. 아래 Prompt에서 '진료 차트'란 [표 2-3]을 의미한다.

**※ Prompt: "위 진료 차트를 기억하고, 환자에게 필요한 치료 옵션을 추천해 주세요."**

> 위 진료 차트를 기억하고, 환자에게 필요한 치료 옵션을 추천해 주세요.

🧠 메모리 업데이트됨

김철수 환자에게 추천할 수 있는 치료 옵션은 다음과 같습니다:

1. **약물 치료**
   - **진통제:** 아세트아미노펜 500mg (하루 3회)
   - **소염제:** 이부프로펜 200mg (필요 시 복용)
     - **목적:** 통증 완화 및 염증 감소

2. **물리 치료**
   - **냉찜질:** 하루 3회, 15분씩
       - **목적:** 부종 감소 및 통증 완화
   - **스트레칭 및 강화 운동:** 통증이 완화된 후, 무릎 주위 근육 강화 운동을 통해 재활 진행
3. **생활 지도**
   - **무릎 과도 사용 자제:** 무릎을 쉬게 하고, 급격한 움직임이나 과도한 체중 부하를 피하는 것이 중요합니다.
   - **휴식 필요:** 충분한 휴식을 취하여 회복을 촉진
4. **추적 검사 및 재방문**
   - 증상이 지속되거나 악화될 경우, 1주 후 재방문하여 상태를 재평가하고 추가적인 치료가 필요한지 확인합니다.
   - 필요시 **MRI 검사**를 통해 연부 조직의 손상 여부를 정밀 평가할 수 있습니다.

이 치료 옵션은 김철수 환자의 상태를 개선하고, 더 심각한 합병증을 방지하는 데 도움을 줄 수 있습니다.

[그림 2-14] 진료 차트를 토대로 생성된 치료 옵션

[그림 2-14]의 내용처럼 ChatGPT는 환자의 상태와 검사 결과를 기반으로 신속하고 정확한 치료 옵션을 추천할 수 있는 강점을 지니고 있다. 이를 통해 의료 제공자는 환자의 상태에 맞는 맞춤형 치료 계획을 세울 수 있으며, 적시에 필요한 치료법을 제공할 수 있다. 특히 ChatGPT는 다양한 진료 지식과 최신 치료 지침을 바탕으로 객관적인 접근을 제시하므로 의사의 의사 결정을 돕고 치료의 효율성을 높이는 데 기여할 수 있다.

ChatGPT의 치료 옵션 추천은 진료 현장에서 빠르게 활용 가능한 정보를 제공하며, 의사들이 더 나은 치료 결정을 내리는 데 중요한 도구가 될 수 있음을 강조하고 있다. AI 기반의 협진 시스템은 의사의 진단과 치료 전략을 보완하며, 환자 맞춤형 치료의 질을 높이는 데 중요한 역할을 할 것이다.

## 1.3 환자 문진

Python과 OpenAI의 API를 활용하여 환자 문진을 자동화하는 코드를 ChatGPT를 이용하여 만들 수 있다. 이 코드는 환자에게 질문을 던지고, 그에 대한 답변을 받아서 환자 정보를 수집하는 방식으로 작동한다.

아래 [그림 2-15]에 ChatGPT가 환자 문진을 효율적으로 진행할 수 있는 코드 작성 과정을 보여 주고 있다. 관심 있는 의사라면 Python을 공부하고 ChatGPT와 연결하여 환자 문진표를 작성해 보자. 먼저 환자 문진 Python 코드를 ChatGPT에 요청하는 프롬프트를 작성해 보자.

※ Prompt: "ChatGPT를 이용하여 의사가 환자 문진하는 파이썬 코드를 만들어 주세요."

### 1. 필수 라이브러리 설치

먼저, OpenAI Python 라이브러리를 설치해야 합니다. 설치는 아래 명령어로 할 수 있습니다:

```bash
pip install openai
```

[그림 2-15] Python 필수 라이브러리 설치

OpenAI Python 라이브러리를 설치해야 합니다.

설치는 [그림 2-15]의 명령어로 할 수 있습니다: pip install openai

### 2. 코드 예시

```python
import openai

# OpenAI API 키 설정
openai.api_key = "your-openai-api-key"
```

Chap. 1 영역별 AI의 이해와
ChatGPT 바로 시작하기

Chap. 2 의료인의 주요 업무에서
ChatGPT 활용하기

Chap. 3 영역별 AI 효과를 높이는
활용 길잡이는?

Chap. 4 영역별 AI 윤리와 저작권
그리고 보안

```python
def ask_question(question):
    """환자에게 질문하고 ChatGPT로부터 답변을 받는 함수"""
    response = openai.Completion.create(
        model="gpt-3.5-turbo",
        messages=[
            {"role": "system", "content": "You are a helpful assistant who is collecting patie
            {"role": "user", "content": question}
        ],
        max_tokens=150,
        temperature=0.7
    )
    return response['choices'][0]['message']['content']

def collect_patient_data():
    """환자 문진을 수행하고 데이터를 수집하는 함수"""
    print("환자 문진을 시작합니다.\n")

    # 환자 기본 정보 수집
    name = input("환자 이름을 입력하세요: ")
    age = input("환자 나이를 입력하세요: ")
    gender = input("환자 성별을 입력하세요: ")

    patient_data = {
        "name": name,
        "age": age,
        "gender": gender
    }

    # 문진 항목별 질문
    print("\n주호소를 묻습니다.")
    main_complaint = ask_question(f"{name}님의 주호소는 무엇인가요?")
    patient_data["main_complaint"] = main_complaint
    print(f"주호소: {main_complaint}")

    print("\n현 병력을 묻습니다.")
    history_of_present_illness = ask_question(f"{name}님의 현재 병력에 대해 알려주세요. 증상의 시
    patient_data["history_of_present_illness"] = history_of_present_illness
    print(f"현재 병력: {history_of_present_ill ↓ s}")

    print("\n과거 병력을 묻습니다.")
    past_medical_history = ask_question(f"{name}님의 과거 병력에 대해 알려주세요. (예: 고혈압, 당
    patient_data["past_medical_history"] = past_medical_history
    print(f"과거 병력: {past_medical_history}")

    print("\n가족력을 묻습니다.")
    family_history = ask_question(f"{name}님의 가족력에 대해 알려주세요. (예: 부모님, 형제자매 등
    patient_data["family_history"] = family_history
    print(f"가족력: {family_history}")
```

```python
        print("\n사회력을 묻습니다.")
        social_history = ask_question(f"{name}님의 사회적 습관에 대해 알려주세요. (예: 직업, 흡연, 음
        patient_data["social_history"] = social_history
        print(f"사회력: {social_history}")

        print("\n신체검사를 묻습니다.")
        physical_exam = ask_question(f"{name}님의 신체검사 결과를 알려주세요.")
        patient_data["physical_exam"] = physical_exam
        print(f"신체검사: {physical_exam}")

        # 최종 데이터 출력
        print("\n--- 최종 환자 데이터 ---")
        for key, value in patient_data.items():
            print(f"{key}: {value}")

        return patient_data
# 환자 데이터 수집
patient_data = collect_patient_data()
```

[그림 2-16] Python 코드 예시

[그림 2-16]의 코드를 간략히 설명한다.

- **ask_question 함수:** 이 함수는 OpenAI의 gpt-3.5-turbo 모델을 이용해 환자에게 질문을 던지고, 그에 대한 답변을 받는다. 이때 모델은 system 메시지로 시스템의 역할을 정의하고, user 메시지로 실제 질문을 던진다.
- **collect_patient_data 함수:** 환자 기본 정보이름, 나이, 성별와 문진 항목에 대한 질문을 차례로 던져 답변을 수집한다. 각 항목은 ask_question 함수를 통해 질문된다. 이후 수집된 모든 데이터는 patient_data 딕셔너리에 저장된다.
- **문진 항목:**
- **주 호소:** 환자가 병원을 방문한 이유나 증상
- **현 병력:** 증상의 시작 시점, 특징, 악화나 완화 요인
- **과거 병력:** 이전에 겪었던 주요 질병들
- **가족력:** 가족 중 질병 이력
- **사회력:** 직업, 흡연, 음주 등의 생활 습관
- **신체검사:** 최근 신체검사 결과

[그림 2-16]의 코드가 실행된 예시는 아래 [그림 2-17]의 결과로 나타난다.

```plaintext
환자 문진을 시작합니다.

환자 이름을 입력하세요: 김철수
환자 나이를 입력하세요: 45
환자 성별을 입력하세요: 남성

주호소를 묻습니다.
주호소: 3일 전부터 시작된 오른쪽 무릎 통증과 부종

현 병력을 묻습니다.
현재 병력: 무거운 짐을 옮기다가 오른쪽 무릎에 급성 통증을 느낌. 이후 부종과 통증이 심해짐.

과거 병력을 묻습니다.
과거 병력: 고혈압 (2020년 진단), 비만

가족력을 묻습니다.
가족력: 아버지 당뇨병, 어머니 고혈압

사회력을 묻습니다.
사회력: 직업은 물류업, 하루 10개비 흡연, 주 2회 소주 1병 음주

신체검사를 묻습니다.
신체검사: 혈압 135/85 mmHg, 맥박 78회/분, 체온 36.8℃, 오른쪽 무릎 부종, 압통 존재

--- 최종 환자 데이터 ---
name: 김철수
age: 45
gender: 남성
main_complaint: 3일 전부터 시작된 오른쪽 무릎 통증과 부종
history_of_present_illness: 무거운 짐을 옮기다가 오른쪽 무릎에 급성 통증을 느낌. 이후 부종과 통증이
past_medical_history: 고혈압 (2020년 진단), 비만
family_history: 아버지 당뇨병, 어머니 고혈압
social_history: 직업은 물류업, 하루 10개비 흡연, 주 2회 소주 1병 음주
physical_exam: 혈압 135/85 mmHg, 맥박 78회/분, 체온 36.8℃, 오른쪽 무릎 부종, 압통 존재
```

[그림 2-17] 환자 문진의 Python 코드 실행 결과

본 절에서는 의사가 환자 진료를 보다 효율적으로 수행할 수 있도록 ChatGPT를 이용한 환자 진료 및 환자 관리에 응용 방법을 소개하였다. ChatGPT는 의료 환경에서 환자의 상태를 신속하고 정확하게 파악할 수 있도록 지원하며, 환자 기록 정리, 진단 지원 및 치료 옵션 추천, 환자 문진 등 다양한 의료 업무를 보조하는 기능을 제공한다.

## (1) 환자 기록 정리 및 요약

환자의 진료 기록을 체계적으로 정리하는 것은 의료 서비스의 질을 향상시키는 핵심 요소이다. ChatGPT 기반의 기록 정리 시스템은 환자의 기존 병력, 검사 결과, 치료 이력을 자동으로 요약하여 의사가 쉽게 이해할 수 있도록 돕는다.

- **시간 효율성 향상**: ChatGPT는 환자의 주요 건강 정보를 자동으로 정리하여, 의사가 빠르게 확인할 수 있도록 한다. 이를 통해 수작업 기록보다 시간을 절약할 수 있으며, 문서 작성 과정에서 발생할 수 있는 오류를 줄일 수 있다.
- **데이터의 일관성 및 표준화**: 문진 및 진료 기록이 표준화된 형태로 저장되므로, 병원 내 여러 부서에서 동일한 정보를 활용할 수 있다. 또한, 환자 데이터를 체계적으로 정리함으로써 장기적인 치료 및 연구에 활용할 수 있다.

## (2) 진단 지원 및 치료 옵션 추천

ChatGPT 기반의 시스템은 환자의 상태를 분석하고 적절한 치료 옵션을 추천하는 기능을 제공한다. 이를 통해 의사는 보다 정확한 진단을 내리고, 최적의 치료 계획을 수립할 수 있다.

- **정확한 데이터 수집**: AI 기반의 문진 시스템은 환자의 증상과 병력을 정밀하게 수집하여 진단의 정확성을 높인다. 의사는 이를 활용하여 환자의 상태를 보다 명확하게 파악하고 적절한 치료를 결정할 수 있다.
- **데이터 기반 치료 옵션 분석**: 환자의 증상 및 병력 데이터를 바탕으로 치료 옵션을 분석하고, 최신 의료 정보를 반영하여 적절한 치료 방법을 추천한다. 이는 의료진이 의사 결정을 내리는 데 유용한 참고자료가 된다.

Chap. 1 알아야 AI의 이해와 ChatGPT 바로 시작하기

Chap. 2 의료인의 주요 업무에서 ChatGPT 활용하기

Chap. 3 향상할 AI 효과를 높이는 활용 근간이든?

Chap. 4 향상할 AI 문리와 저작권 관리 검증

## (3) 환자 문진

환자 문진은 진료 과정에서 중요한 역할을 하며, ChatGPT를 활용하면 보다 효율적이고 체계적인 문진이 가능하다.

- **반복 가능한 문진**: ChatGPT는 반복적인 문진을 자동으로 수행하여, 장기적인 치료나 경과 관찰이 필요한 환자에게 유용하다. 예를 들어, 환자의 증상 변화에 따라 추가적인 질문을 생성하고 이를 바탕으로 지속적인 모니터링을 할 수 있다.

- **환자 맞춤형 서비스 제공**: 환자의 건강 상태에 따라 맞춤형 질문을 생성하여 보다 개인화된 문진을 수행할 수 있다. 특정 질환을 가진 환자에게는 관련된 전문적인 질문이 자동으로 제시되며, 이를 통해 보다 정확한 의료 상담이 가능해진다.

- **의료 시스템과의 통합 가능성**: 본 시스템은 기존의 의료 기록 시스템과 연동하여, 환자의 디지털 데이터를 체계적으로 관리할 수 있도록 지원한다. 또한, 의료 AI 도구와의 연계를 통해 보다 정교한 진단 및 예측 분석이 가능해진다.

Chap. 1 영향력 AI의 이해와
ChatGPT 바로 시작하기

Chap. 2 의료인의 주요 업무에서
ChatGPT 활용하기

Chap. 3 영향력 AI 효과를 높이는
활용 꿀팁이는?

Chap. 4 영향력 AI 문리와 저작권
그리고 검증

# 2. 연구·교육 및 행정

ChatGPT를 활용하여 의사를 포함한 의료인이 연구나 수련의 또는 환자에 대한 교육에 도움을 받을 수 있다. 여기에서는 최근 출시한 ChatGPT o3-mini[1]를 사용하여 질문하고 답변을 구하였다.

## 2.1 의료 연구 및 교육

### 1) 연구

의사또는 의료 연구자가 연구를 진행하고자 할 때, ChatGPT를 활용하여 다음과 같이 도움을 받을 수 있다.

(1) 문헌 검토 및 요약

① 연구 기사 요약:

ChatGPT는 긴 기사나 리뷰를 핵심적으로 압축하여 주요 결과나 논증을 쉽게 파악할 수 있도록 도와준다.

② 배경 정보:

복잡한 의학적 주제에 대한 개요를 제공하여 연구원이 주요 출처를 더 깊이 파고들기 전에 상황에 대한 빠른 이해를 얻을 수 있다.

---

1) OpenAI사는 2025년 1월 31일(미국 시간) 고급 추론이 가능한 인공지능(AI) 소형 모델 'ChatGPT o3-mini'를 출시하였다.

③ **격차 식별:**

ChatGPT는 기존 문헌을 논의함으로써 추가 연구가 필요한 영역을 강조하는 데 도움이 된다.

## (2) 원고 작성 및 편집

① **원고 작성:**

ChatGPT를 사용하여 원고 작성, 문맥 검토 및 토론과 같은 섹션의 초기 초안을 생성할 수 있다.

② **제안서 작성:**

구조, 내용 및 잠재적 접근법을 제안함으로써 연구 제안서 또는 보조 신청을 요약하는 데 도움이 된다.

③ **언어와 명확성:**

ChatGPT는 연구 문서의 명확성과 가독성을 향상시켜 기술 정보에 보다 쉽게 액세스할 수 있도록 도와준다.

## (3) 연구 아이디어와 가설 브레인스토밍

① **아이디어 생성:**

배경 정보 및 연구 목표를 입력함으로써 잠재적인 연구 질문이나 혁신적인 접근 방식을 브레인스토밍하는 데 도움이 된다.

② **가설 형성:**

연구 가설을 구성하거나 알려진 문헌을 기반으로 변수 및 잠재적 상관관계를 식별하는 데 도움이 될 수 있다.

## (4) 데이터 분석 및 코드 지원

### ① 통계 방법 안내:

ChatGPT는 주어진 데이터셋data set에 적용할 수 있는 다양한 통계 기술의 개요를 제공한다.

### ② 코딩 지원:

데이터 청소, 시각화 또는 예비 분석과 같은 작업을 위해 파이썬Python 또는 R과 같은 언어로 코드 스니펫snippet을 생성할 수 있다.

- 코드를 항상 확인하고 특정 연구 요구 사항을 충족하는지 확인 필요

## (5) 교육 및 교육 자료 창출

### ① 콘텐츠 개발:

ChatGPT를 활용하여 더 간단한 용어로 복잡한 의료 개념을 설명하는 슬라이드 또는 유인물과 같은 교육 자료를 만들 수 있다.

### ② 교육을 위한 요약:

연구 결과를 강의 또는 세미나에 적합한 형태로 요약한다.

## (6) 연구 프로젝트 조직

### ① 체계적인 검토 개요:

ChatGPT는 체계적인 검토 또는 메타 분석을 위한 구조화된 개요를 만들고, 구성 요소를 맥락에 맞게 정렬하는 데 도움을 준다.

② 프로젝트 관리:

연구 프로젝트의 일정표, 프로세스별 세부 관리, 타임라인 및 목표를 설정하고 이에 대한 계획 수립에 활용한다.

## (7) 번역 및 교차 요약

① 다국어 지원:

초록을 번역하거나 다른 언어로 논문을 요약하고, 이를 통해 글로벌 협업을 촉진한다.

② 문화적 맥락:

문화적 지식을 바탕으로 문맥을 이해하거나 지역별 용어에 대한 이해를 바탕으로 의학 문헌을 해석하는 데 도움을 얻는다.

## (8) 고려 사항

연구 활동에 ChatGPT를 할 경우에는 다음 사항에 유념하여야 한다.

① 정확도 및 검증:

ChatGPT는 유용한 초안과 요약을 생성할 수 있지만, 항상 1차 소스와 출력을 교차 확인하거나 해당 분야 전문가와 상담해야 한다. 즉 ChatGPT는 종종 오래된 데이터 또는 부정확한 정보를 제공할 수 있다는 것을 염두에 두어야 한다.

② 기밀 및 데이터 보안:

민감하거나 기밀성 환자 데이터의 입력을 삼가야 한다. ChatGPT를 포함한 생성형 AI는 대부분 독점적이거나 민감한 정보를 처리하지 않는다는 원칙을 밝히고 있다. 그럼에도 불구하고 데이터 보안과 개인정보 유출 등에 대한 우려가 여전히 존재하는 상황인 만큼, 데이터 사용에 대한 보안이 반드시 지켜져야 한다.

### ③ 윤리적 사용:

AI 생성 콘텐츠를 사용할 때 반드시 관련된 윤리적 지침 및 제도적 정책을 준수해야 하며, 필요한 경우 AI 도구를 사용했다는 것을 대외적으로 공개해야 한다.

최근 학술 출판사들은 인공지능AI 활용과 관련된 명확한 지침을 마련하고 있다. 특히 엘스비어Elsevier와 스코퍼스Scopus 등 대표적인 출판사들은 다음과 같은 원칙을 도입하였다.[2]

■ 엘스비어Elsevier

Scopus AI 도구 도입: 엘스비어는 자사의 초록 및 인용 데이터베이스 플랫폼인 스코퍼스Scopus에 생성형 AI를 접목한 검색 보조 도구인 'Scopus AI'의 알파 버전을 공개하였다. 이 도구는 Scopus에 탑재된 메타데이터 및 초록을 기반으로 생성형 AI를 활용하여 사용자의 문의에 대해 읽기 쉬운 요약 답변을 제공한다. 특히 신진 연구자나 학제 간 연구를 수행하는 연구자들이 특정 주제 분야를 신속하게 탐구하거나 다른 연구자와 협력할 때 유용하도록 설계되었다.

■ 스코퍼스Scopus

AI 활용 검색 보조 도구: 스코퍼스는 엘스비어의 데이터베이스 플랫폼으로, 'Scopus AI' 도구를 통해 연구자들이 AI를 활용하여 효율적으로 학술 정보를 검색하고 분석할 수 있도록 지원하고 있다.

■ 국제의학저널편집자위원회ICMJE

AI 도구의 활용에 대한 투명한 공개를 권장하고 있다. 연구자들은 논문 작성, 편집 또는 교정 과정에서 AI를 사용한 경우, 감사의 말acknowledgements이나 방법methods 섹션에 이를 명시해야 한다. 이는 연구의 투명성과 신뢰성을 높이기 위한 조치이다.[3]

---

2) 엘스비어, 생성형 AI 활용 검색 보조 도구 'Scopus AI' 알파 버전 일부 사용자에게 공개(https://librarian.nl.go.kr/LI/contents/L30303000000.do?id=46538&page=1&schM=view&schOpt5=continent&viewCount=9&utm_source=chatgpt.com, https://www.elsevier.com/about/press-releases/e)lsevier-takes-scopus-to-the-next-level-with-generative-ai
3) 논문 작성 및 심사에서의 AI 사용: ICMJE 권장 사항 (https://www.editage.co.kr/insights/the-icmje-recommendations-on-ai-advice-for-authors-and-peer-reviewers?utm_source=chatgpt.com)

**〈논문 작성 및 심사에서의 AI 사용: ICMJE 권장 사항〉**

**1. AI 사용은 공개해야 한다.**

2023년 업데이트된 ICMJE 가이드라인에 따르면, 저자는 AI 사용 여부를 커버레터, 감사의 말 또는 방법 섹션 등에 적절하게 공개해야 한다. 더 구체적으로 논문 작성, 편집 또는 교정에 AI를 사용한 경우, 이를 논문의 사사, 즉 감사의 말(acknowledgements)에 기술하고, 데이터 수집 및 분석 또는 수치 작성에 AI를 사용한 경우에는 방법(methods) 섹션에서 이를 보고해야 한다.

기본적으로 ICMJE는 AI 기술 사용을 금지하지는 않지만, 연구 및 관련 논문에서 이러한 기술이 어떻게 사용되었는지 완전하고 투명하게 보고할 것을 강조한다.

**2. AI는 저자가 아니다.**

어떤 AI 도구도 ICMJE에 따른 기본 저자 기준 중 하나인 논문 내용의 정확성, 무결성 및 독창성에 대한 책임을 충족할 수 없다. 따라서 연구나 논문에서 광범위하게 사용되었더라도 ChatGPT와 같은 AI 도구는 저자로 등재될 수 없다. ICMJE는 AI가 생성한 결과물이 부정확하거나 불완전, 편향적일 수 있다고 경고하며, 아무리 권위 있는 AI의 콘텐츠라도 저자가 신중하게 검토할 것을 경고한다. 또한, AI가 생성한 텍스트나 이미지에 표절이 있는지 확인해야 한다.

비슷한 맥락에서 AI 도구는 참고문헌 목록에 출처로 등재될 수 없다. 왜냐하면 AI는 학술 정보의 권위 있는 출처로 간주되지 않기 때문이다.

**3. AI는 원고 평가에 신중하게 사용해야 한다.**

2024년 1월 업데이트된 ICMJE 가이드라인에서는 "편집자는 AI 기술을 논문 원고 검토에 사용하는 것이 기밀 유지를 위반할 수 있다는 점을 인지해야 한다"라고 언급하고 있다. 따라서 피어 리뷰어가 검토 보조 수단으로 AI 도구를 사용하려는 경우, 저널 편집자의 사전 허가를 받아야 한다. 승인되지 않은 플랫폼이나 AI 소프트웨어에 전체 원고를 업로드하는 것은 기밀성 위반으로 간주될 수 있다.

또한, 저자가 AI가 생성한 텍스트의 정확성과 객관성에 신중을 기해야 하는 것처럼, 피어 리뷰어 역시 AI가 생성한 검토 의견에 부정확한 정보 및 오류, 편향이 있을 수 있다는 점을 인식해야 한다.

이러한 지침들은 AI 기술의 발전과 함께 연구 및 출판 과정에서의 책임감 있고 투명한 활용을 촉진하기 위한 노력의 일환이다.

④ 보충제, 대체되지 않음:

심층적인 연구, 동료 검토 또는 전문 지식을 대체하기보다는 ChatGPT를 지원 리소스로 사용하는 것을 권장한다.

ChatGPT는 선행 논문 검토 및 아이디어 획득에서 논문의 초안 작성 및 코딩 지원에 이르기까지 의료 연구의 특정 부분을 간소화할 수 있고 이를 위한 다양한 기능을 제공한다. 그러나 실사, 전문가 검증 및 윤리적 표준 준수 등 연구의 품질과 신뢰성을 확보하는 것이 필수적이다.

ChatGPT는 직접 최신 논문 데이터베이스에 접속하여 논문 목록을 제공하지는 않지만, 효과적인 논문 검색 전략을 수립하고 적절한 검색어 및 쿼리 작성 방법에 대해 조언을 제공함으로써 의사의 연구 활동에 큰 도움을 줄 수 있다. 다음은 의사가 의료 관련 연구를 진행할 때 ChatGPT를 활용해 최신 논문을 찾는 방법에 대한 ChatGPT o3-mini의 답을 보여 준다.

**Prompt 1.**

> 의사가 의료 관련 연구를 할 때, ChatGPT를 활용해서 최신 논문을 찾는 방법을 알려 줘.
> 지금 번역하기

**GPT o3-mini.**

**1. 데이터베이스 선택 및 검색 전략 수립**

- **적절한 데이터베이스 추천:**
  ChatGPT에 "최신 의료 논문을 찾기 위해 PubMed, Google Scholar, Scopus 중 어떤 데이터베이스를 사용하는 것이 좋을까?"라고 질문하면, 각 데이터베이스의 특징과 장단점을 설명받을 수 있습니다.

- **검색 전략 세우기:**
  "최신 논문을 효율적으로 찾기 위한 검색 전략이나 팁을 알려 줘."와 같은 질문을 통해 날짜 필터링, 키워드 조합, Boolean 연산자 사용법 등 검색 전략 수립에 관한 조언을 얻을 수 있습니다.

## 2. 키워드 및 검색어 쿼리 작성 도움 받기

- **관련 키워드 추천:**
  관심 있는 주제(예: "인공지능을 활용한 의료 진단")를 입력한 후, ChatGPT로부터 관련된 키워드, 동의어, 또는 전문 용어를 추천받아 검색어를 보완할 수 있습니다.
  **예시 질문:** "인공지능과 의료 진단 관련 최신 논문을 찾기 위해 어떤 키워드를 사용하면 좋을까?"
- **검색 쿼리 작성:**
  ChatGPT에 "PubMed에서 'artificial intelligence'와 'medical diagnosis' 관련 최신 논문을 찾기 위한 효과적인 검색 쿼리를 추천해 줘."라고 요청하면, Boolean 연산자(AND, OR, NOT)를 활용한 구체적인 쿼리 예시를 받을 수 있습니다.

## 3. 최신 논문 필터링 및 정렬 방법 안내

- **날짜 필터 사용법:**
  "최신 연구만 보고 싶을 때, PubMed에서 최근 5년 또는 1년 이내의 논문만 필터링하는 방법을 알려줘."라고 질문하면, 각 데이터베이스에서 제공하는 날짜 필터 설정 방법이나 정렬 기준에 대해 조언을 받을 수 있습니다.
- **정렬 기준 설정:**
  최신 순, 피인용 횟수 순 등 원하는 정렬 기준을 설정하는 방법에 대한 팁도 얻을 수 있습니다.

## 4. 검색 결과 요약 및 추가 정보 활용

- **논문 초록 요약:**
  데이터베이스에서 찾은 논문의 초록을 ChatGPT에 입력한 후, "이 논문의 주요 내용을 요약해줘."라고 요청하면, 핵심 내용 및 연구 결과를 쉽게 파악할 수 있습니다.
- **관련 논문 추천:**
  특정 논문에 대한 내용을 바탕으로 "이와 유사한 최신 논문들을 추천해줘."라고 질문하면, 유사 연구 분야에서 어떤 논문이 있는지 아이디어를 얻을 수 있습니다.

## 5. 주의 사항

- **최신 정보 확인:**
  ChatGPT의 지식은 업데이트가 제한적일 수 있으므로 실제 최신 논문 검색과 관련해서는 직접 PubMed, Google Scholar 등의 데이터베이스를 활용하여 확인해야 합니다.
- **전문가 검증:**
  ChatGPT가 제공하는 검색 전략이나 키워드 조언은 참고 자료로 활용하고, 최종 검색 결과 및 논문의 신뢰도는 전문가의 검증과 동료 평가 과정을 통해 확인하는 것이 중요합니다.

**결론**

의료 연구에 있어 ChatGPT는 최신 논문을 직접 찾아주진 않더라도, 효과적인 검색 전략 수립, 적절한 키워드 및 검색 쿼리 작성, 그리고 날짜 필터링 방법 등 논문 검색 전반에 걸쳐 유용한 조언을 제공할 수 있습니다. 이러한 방법들을 활용하여 PubMed, Google Scholar 등의 데이터베이스에서 최신 연구를 효율적으로 찾아볼 수 있습니다.

ChatGPT를 활용해서 관련 논문을 분석하고, 그 결과를 바탕으로 연구를 수행하기 위한 방법을 세울 수 있다. 다음은 그에 관한 질문과 ChatGPT o3-mini의 답을 보여 준다.

**Prompt 2.**

> 의사가 의료 관련 연구를 할 때, ChatGPT를 활용해서 찾은 논문을 분석하고 연구를 수행하기 위한 방법과 결과물에 대한 사례를 알려 줘.
> 지금 번역하기

**GPT o3-mini.**

## 1. ChatGPT를 활용한 연구 준비 및 수행 방법

**(1) 문헌 검색 및 내용 요약**

① 논문 검색 후 초록 및 주요 내용 추출:
　의사는 PubMed, Google Scholar 등에서 관심 주제(예: 인공지능 기반 의료 영상 진단)에 관한 최신 논문들을 검색합니다.
　**예시 프롬프트:**
　　"다음 논문 초록을 바탕으로 연구 목적, 방법, 결과, 그리고 한계를 요약해줘."
　ChatGPT는 입력된 초록에서 핵심 정보를 간결하게 정리하여 제공해 줍니다.

② 여러 논문 간 비교 분석:
　여러 논문의 요약 정보를 ChatGPT에 입력하고 각 논문의 강점, 약점, 공통점과 차이점을 비교하도록 요청합니다.
　**예시 프롬프트:**
　　"이 논문들에서 사용된 연구 방법과 결과를 비교해 보고, 각각의 장단점을 분석해줘."

**(2) 연구 공백 도출 및 연구 질문/가설 설정**

① 연구 공백 확인:
　요약 및 비교 분석 결과를 바탕으로, 아직 충분히 다루어지지 않은 부분이나 추가 연구가 필요한 분야를 도출할 수 있습니다.
　**예시 프롬프트:**
　　"위 논문들을 바탕으로 아직 연구가 부족한 부분이나 추가 연구가 필요한 공백을 제시해줘."

② 연구 질문 및 가설 도출:

도출된 연구 공백을 바탕으로 구체적인 연구 질문과 가설을 설정합니다.

**예시 프롬프트:**

"인공지능 기반 의료 영상 진단 시스템의 효율성을 기존 방법과 비교하는 연구 질문과 가설을 제안해줘."

### (3) 연구 설계 및 프로토콜 초안 작성

① 연구 방법론 설계:

설정된 연구 질문과 가설에 맞춰 임상시험 또는 관찰 연구 등의 방법론을 ChatGPT를 통해 초안 형태로 작성합니다.

**예시 프롬프트:**

"인공지능 진단 시스템과 전통적 진단 방법의 효율성을 비교하는 임상 시험 프로토콜 초안을 작성해줘. 연구 대상 선정, 데이터 수집 방법, 분석 기법(예: 통계 분석, 머신러닝 평가 지표) 및 통계 계획을 포함해줘."

② 연구 제안서 초안 및 프로토콜 정리:

ChatGPT가 제공한 초안을 기반으로, 연구 배경, 목적, 방법, 예상 결과, 한계 등을 포함하는 연구 제안서 초안을 작성합니다.

### (4) 최종 검토 및 보완

① 전문가 검토:

ChatGPT가 생성한 초안과 아이디어는 내부 동료 및 관련 전문가의 검토를 거쳐, 최신 가이드라인과 임상 데이터를 반영하여 수정·보완합니다.

② 최종 결과물 작성:

최종 연구 제안서, 프로토콜, 그리고 논문 분석 요약 자료 등 문서화된 결과물을 완성합니다.

### 2. 활용 사례: 인공지능 기반 의료 영상 진단 효율성 평가 연구

#### (1) 사례 개요

한 내과 전문의는 인공지능(AI)을 활용한 의료 영상 진단 시스템이 기존 진단 방법에 비해 진단 속도와 정확도에서 유의미한 차이가 있는지 평가하고자 합니다. 이를 위해 관련 논문을 분석하고, 연구 가설 도출 및 연구 프로토콜 초안을 마련하였습니다.

#### (2) 단계별 수행 과정 및 결과물

① 논문 분석 및 요약

• 과정:

PubMed에서 'AI 의료 영상 진단' 관련 논문 5편의 초록을 수집.

각 논문의 연구 목적, 사용한 방법, 주요 결과와 한계를 ChatGPT에 입력하여 요약을 요청.
- 결과물:

각 논문별로 "연구 목적, 방법, 결과, 한계"를 한눈에 볼 수 있는 요약표가 생성됨.

예를 들어,

```yaml
논문 A: 연구 목적 - 진단 속도 비교, 방법 - 딥러닝 모델 적용, 결과 - 기존 방법 대비 20%
논문 B: 연구 목적 - 진단 정확도 평가, 방법 - 이미지 분석, 결과 - 정확도 95%, 한계 - 편
```

② 연구 공백 도출 및 가설 설정
- 과정:

"위 요약된 논문들을 바탕으로, 인공지능 진단 시스템에 대해 추가 연구가 필요한 공백과 연구 질문을 제시해줘."라는 프롬프트로 ChatGPT에 요청.
- 결과물:

연구 공백 도출: "대규모 환자 데이터를 활용한 AI 진단 시스템의 장기적 안정성과 실사용 환경에서의 성능 검증 부족"

연구 가설 예시: "인공지능 진단 시스템은 대규모 환자 데이터를 적용할 경우, 초기 진단 속도와 정확도 면에서 전통적 방법보다 우수할 것이다."

③ 연구 설계 및 프로토콜 초안 작성
- 과정:

"위 가설을 검증하기 위한 임상시험 프로토콜 초안을 작성해줘."라는 프롬프트 사용
- 결과물:

연구 제안서 초안이 생성됨.

서론: AI 기술 발전과 기존 진단 방법의 한계 및 필요성 기술

연구 목적: AI 진단 시스템의 속도 및 정확도 평가

연구 대상 및 방법:

대상: 500명의 환자 데이터 수집

방법: 두 그룹(인공지능 진단 vs 전통 진단) 비교

데이터 수집: 영상 판독 시간, 진단 정확도, 부가 정보 기록

분석: 통계 분석(예: t-test, 회귀 분석) 및 머신러닝 평가 지표 활용

예상 결과: AI 진단의 유의미한 우수성 확인

한계 및 윤리적 고려 사항: 데이터 보안 및 개인정보 보호 방안 포함

④ 최종 검토 및 보완

- 과정:

  ChatGPT 초안을 바탕으로 내부 동료 및 전문가 회의를 통해 보완 및 수정.

- 최종 결과물:

  검토 및 수정된 최종 연구 제안서와 프로토콜 문서, 그리고 논문 분석 요약표가 완성되어 연구 수행에 활용됨.

**결론**

의료 연구 초기 단계에서 ChatGPT는

- 논문 요약 및 비교 분석을 통해 문헌의 핵심 정보를 신속하게 정리하고,
- 연구 공백 도출과 가설 설정에 도움을 주며,
- 연구 설계 및 프로토콜 초안 작성에 필요한 문서 초안을 마련하는 데 기여할 수 있습니다.

위 사례와 같이 인공지능 기반 의료 영상 진단 효율성 평가 연구를 진행하는 과정에서 ChatGPT를 활용하면, 연구 아이디어 도출부터 문서 초안 작성, 최종 결과물 준비까지 전반적인 연구 준비 과정을 효율적으로 지원받을 수 있습니다. 다만, 최종 결과물은 반드시 전문가 검토 및 최신 임상 데이터를 반영하여 수정·보완해야 함을 유의해야 합니다.

의사가 의료 관련 논문을 작성할 때 ChatGPT를 보조 도구로 활용하면, 아이디어 도출부터 초안 작성, 문장 다듬기, 구성 검토 등 논문 작성 과정의 여러 단계에서 다양한 방식으로 도움을 받을 수 있다. 아래는 ChatGPT가 논문 작성에 기여할 수 있는 방법과 그 사례이다.

**Prompt 3.**

> ChatGPT가 의료 분야에서 연구활동에 어떻게 활용될 수 있을까?
> 지금 번역하기

**GPT o3-mini.**

**1. 논문 작성에 ChatGPT를 활용하는 방법**

**(1) 주제 선정 및 아이디어 도출**

- **연구 주제 및 질문 정리:**
관심 있는 분야나 연구 결과를 바탕으로 연구 질문을 도출하는 데 도움을 받을 수 있습니다.
\* 예시 질문: "최근 인공지능을 활용한 의료 영상 분석 분야의 연구 동향을 토대로 연구 주제를 제안해줘."

- **연구의 배경 및 필요성 정리:**
해당 분야의 최신 동향이나 기존 연구의 한계를 정리하여 연구의 필요성을 설명하는 부분의 초안을 작성할 때 아이디어를 제공받을 수 있습니다.

## (2) 문헌 검토 및 초록 작성 지원

- **문헌 요약:**
주요 참고 논문의 초록이나 내용을 입력하면, 핵심 내용과 연구 결과를 요약해 주어 문헌 검토 섹션 작성에 도움이 됩니다.

- **키워드 및 용어 정리:**
논문에서 중요한 용어나 키워드를 정리해 달라고 요청하여, 효과적인 문헌 검색 및 인용 관리를 할 수 있습니다.

- **초록 및 개요 작성:**
논문의 초록이나 개요 부분을 작성할 때 연구 목적, 방법, 결과, 결론 등을 간결하게 정리하는 초안을 만들어 줍니다.
예시 질문:
  "이 연구의 목적, 방법, 주요 결과를 반영한 초록 초안을 작성해줘."

## (3) 논문의 각 섹션별 초안 작성 및 구성 검토

- **서론 작성:**
연구 배경, 문제 제기, 기존 연구의 한계와 연구 필요성을 설명하는 서론 부분의 초안을 작성하는 데 도움을 받을 수 있습니다.

- **연구 방법 및 결과 기술:**
연구 방법론, 데이터 수집 및 분석 계획, 연구 결과에 대해 논리적으로 기술할 수 있도록 초안을 마련할 수 있습니다.

- **토론 및 결론 정리:**
연구 결과의 의미, 한계, 향후 연구 방향 등을 논의하는 토론 및 결론 부분도 ChatGPT의 도움으로 보다 명확하고 체계적으로 작성할 수 있습니다.
예시 질문:
  "연구 결과를 토대로 토론 부분 초안을 작성해 줘. 연구의 한계와 향후 연구 방향도 포함해 줘."

## (4) 언어 다듬기 및 문법 교정

- **문장 표현 개선:**
초안 작성 후 문장을 보다 명확하고 전문적으로 다듬기 위해 "이 문장을 좀 더 전문적으로 수정해 줘."라고 요청할 수 있습니다.

- **논리적 구성 점검:**
  논문의 전체 구성과 흐름을 점검하고, 필요한 경우 각 섹션 간의 연결 고리를 제안받아 논문의 완성도를 높일 수 있습니다.

### (5) 참고문헌 및 인용 관리

- **인용 스타일 가이드:**
  APA[4], MLA[5], Vancouver[6] 등 학술지에서 요구하는 인용 스타일에 맞춰 참고문헌 작성 방법을 안내받을 수 있습니다.
- **참고문헌 정리:**
  여러 문헌을 정리하는 데 있어서, 주요 논문들의 정보를 목록화하는 작업에도 도움을 받을 수 있습니다.

## 2. 활용 사례

### (1) 사례: "인공지능 기반 의료 영상 진단의 효율성 비교" 논문 작성

#### 1단계: 주제 선정 및 배경 정리

- 의사는 인공지능 기술이 의료 영상 진단에 미치는 영향을 탐구하고자 합니다.
- ChatGPT에 "인공지능 기반 의료 영상 진단의 최신 연구 동향과 기존 진단 방법의 한계에 대해 정리해줘."라고 요청하여 연구 배경과 필요성을 정리하는 초안을 받습니다.

#### 2단계: 문헌 검토 및 초록 작성

- 주요 논문의 초록을 ChatGPT에 입력하고 "이 논문의 핵심 내용을 요약해줘."라고 요청해, 문헌 검토 섹션에 활용할 요약 자료를 만듭니다.
- "인공지능, 의료 영상, 진단 정확도"와 같은 키워드를 정리하여 효과적인 문헌 검색 전략을 수립합니다.

#### 3단계: 논문 각 섹션 초안 작성

- **서론:**
  ChatGPT에 "인공지능이 의료 영상 진단 분야에 미친 영향과 연구의 필요성을 포함한 서론 초안을 작성해줘."라고 요청합니다.
- **연구 방법:**
  "임상 데이터를 활용한 인공지능 진단 시스템의 효율성을 평가하는 연구 방법 초안을 만들어줘."와 같이 구체적인 연구 설계 초안을 받습니다.
- **토론 및 결론:**
  연구 결과의 의미, 한계, 그리고 향후 연구 방향을 포함한 토론 및 결론 부분의 초안을 작성할 때도 ChatGPT의 도움을 받을 수 있습니다.

---

4) APA : American Psychological Association, 미국심리학회.
5) MLA : Modern Language Association, 미국현대언어학회.
6) Vancouver : 벤쿠버 그룹, 종합의학학술지 편집인 모임.

**4단계: 언어 다듬기 및 최종 검토**

- 작성한 초안을 ChatGPT에 다시 입력하여 "이 논문의 서술을 좀 더 전문적이고 명확하게 다듬어 줘."라는 요청으로 문장 표현을 개선합니다.
- 최종적으로 전체 논문 구조와 흐름에 대한 피드백을 받고, 필요한 수정을 진행합니다.

**결론**

의료 논문 작성 과정에서 ChatGPT는 주제 선정, 문헌 검토, 초안 작성, 문장 다듬기, 인용 관리 등 다양한 단계에서 효율적인 보조 역할을 수행할 수 있습니다. 위 사례와 같이, 실제 논문 초안을 마련하고 개선하는 데 도움을 받아 연구 시간을 단축하고 논문의 완성도를 높일 수 있으며, 최종 결과물은 전문가의 검토와 수정 과정을 거쳐 학술지에 제출할 수 있습니다.

단, ChatGPT가 제공하는 초안과 아이디어는 참고 자료로 활용하며, 최종 내용의 정확성과 전문성은 반드시 직접 검토하고 보완해야 함을 유의하시기 바랍니다.

 

ChatGPT를 활용하여 특정 연구 주제 또는 병증에 대한 논문을 검색하고, 그 내용을 분석하는 데 도움을 받을 수 있다. 이때도 사용하는 데이터셋data set을 적절하게 정하는 것과 추출된 데이터의 포괄성 담보하고 데이터상의 오류와 편향성에 주의히여야 하며, 필요시에는 작업 전에 데이터에 대한 정비를 해야 한다.

**Prompt 4.**

> 처방약이 심혈관 질환, 신경 병증 또는 당뇨병 환자의 신장 문제와 같은 상태를 치료하는 데 어떻게 사용되는지 분석하는 논문을 찾아 줘
> 지금 번역하기

**GPT o3-mini.**

다음은 당뇨병 환자에서 처방약이 심혈관 질환 및 신경 병증 통증과 같은 주요 합병증을 치료하는 방법을 다루는 동료 검토 연구의 몇 가지 예입니다. (정확한 관심에 따라, 하나 또는 다른 하나에 중점을 둘 수 있습니다. 또는 단일 분석에서 "다중 합병증"을 다루려고 하는 논문을 찾을 수 있습니다.) 유용한 두 가지 논문은 다음과 같습니다.

## 1. 당뇨병의 심혈관 약물

예제 논문:

제목: 당뇨병이 있는 미국 성인의 심장 보호 약물 사용 추세

저널: diabetes care

개요:

이 연구는 심혈관 위험을 줄이는 것으로 알려진 약물 처방에서 시간이 지남에 따라 경향을 조사했습니다(예: 스타틴, ACE 억제제/ARB 및 베타 당뇨병이 있는 성인의 블로커). 저자들은 지난 10년 동안 처방 패턴이 어떻게 변했는지 분석하고 이 고위험 인구의 심혈관 결과에 대한 영향에 대해 논의했습니다.

그것이 어떻게 도움이 되는지:

가이드라인 권장 요법의 채택을 포함하여 당뇨병 환자의 심혈관 약물 사용 환경을 이해하는 데 관심이 있다면 이 논문은 강력한 인구 기반 분석을 제공합니다.

finding:

"당뇨병", "심장 보호제", "트렌드" 및 "Nhanes"와 같은 키워드를 사용하여 PubMed 또는 Google Scholar를 검색하여 이 연구 또는 유사한 분석을 찾을 수 있습니다.

## 2. 당뇨병 신경 병증에 대한 약물 요법

예제 논문:

제목: 성인의 신경 병증 통증에 대한 약물 요법: 체계적인 검토 및 메타 분석

저자: Finnerup NB, Attal N, Haroutounian S 등

저널: The Lancet Neurology (2015)

개요:

당뇨병성 신경 병증에만 국한된 것은 아니지만, 이 포괄적인 체계적인 검토 및 메타 분석은 성인의 신경 병증 통증에 대한 다양한 약리학적 치료의 효능 및 내약성을 평가합니다. 당뇨병성 말초신경 병증은 신경 병증 통증의 일반적인 원인이기 때문에 이 논문의 논의 및 하위군 분석은 어떤 약물이 가장 자주 처방되는지, 얼마나 효과적인지 이해하는 데 매우 관련이 있습니다.

그것이 어떻게 도움이 되는지:

처방약이 당뇨병에서 신경 병증 합병증을 관리하는 데 사용되는 방법에 중점을 둔 경우, 본 논문은 현재 관행에 대한 논평과 함께 항경련제, 항우울제 및 오피오이드와 같은 작용제에 대한 임상시험 데이터에 대한 자세한 분석을 제공합니다.

finding:

"성인의 신경 병증 통증에 대한 약물 요법: 체계적인 검토 및 메타 분석"이라는 제목을 검색하거나 PubMed 또는 Google Scholar와 같은 데이터베이스에서 "당뇨병성 신경 병증", "신경 병증 통증" 및 "약물 요법"을 포함합니다.

"다중 복합" 논문을 찾는 메모

일부 연구는 당뇨병 환자의 "다약제" 또는 전체 약물 부담에 중점을 둡니다. 예를 들어, "당뇨병이 있는 성인의 처방약 사용: 인구 기반 분석" 또는 "당뇨병 및 동반 질환 환자의 다 약제"라는 제목의 기사를 찾을 수도 있습니다. 이러한 연구는 일반적으로 대규모 의료 데이터 베이스 또는 설문조사 데이터를 사용하여 혈당 제어, 심혈관 위험 및 통증 관리를 위한 약물을 포함하여 모든 의약품을 살펴봅니다.

다음과 같은 검색 용어 사용:

"당뇨병 및 처방약 경향 및 심혈관 및 신경 병증" * "당뇨병 다약제 동반 질환"

이러한 광범위한 연구를 찾는 데 도움이 됩니다.


**진행 방법**

학업 데이터베이스 사용:

** PubMed : **

같은 검색 문자열을 입력하십시오

```
                                                              ⎘ 복사

 (diabetes) AND ("cardiovascular medications" OR "cardioprotective") AND (trends OR ut
```

또는

```
                                                              ⎘ 복사

 (diabetes) AND ("neuropathic pain" OR neuropathy) AND (pharmacotherapy OR prescriptio
```

*** Google Scholar : ** 유사한 키워드 검색은 관련 결과를 얻을 수 있어야합니다.

제도적 액세스 점검:

대학 또는 연구기관과 제휴한 경우 도서관의 저널 액세스를 사용하여 전체 텍스트를 검색하십시오.

참조 목록 검토:

관련 논문 하나를 찾으면 여러 당뇨병 합병증을 다룰 수 있는 추가 연구에 대해서는 참조 및 "인용" 목록을 확인하십시오.

이러한 제안이 연구 요구에 가장 적합한 논문이나 논문을 찾는 데 도움이 되기를 바랍니다. 검색 전략을 정제하는 데 도움이 되거나 연구에 대한 자세한 내용이 필요한 경우 알려주십시오.

다음은 '당뇨병 환자에서 처방약의 최신 경향과 이들이 심혈관 질환 및 신경 병증'에 관한 주요 연구 동향을 조사하고, 분석한 사례이다.

먼저 GPT o3-omni를 사용하여 이에 대한 관련 정보를 얻는다. 특히 전문 데이터베이스를 통해 자료를 찾기 위해 키워드와 검색식을 알아낸다.

---

**Prompt 5.**

당뇨병 및 처방약 경향 및 심혈관 및 신경 병증 지금 번역하기

---

**GPT o3-mini.**

---

**1. 당뇨병 치료제의 최신 경향**
- SGLT2 억제제:
  - 예시: Empagliflozin, Canagliflozin 등
  - 특징:
    - 혈당 조절 외에도 심혈관 보호 효과와 신장 보호 효과가 입증됨.
    - EMPA-REG OUTCOME Trial 등에서 당뇨병 환자의 심혈관 사건(예: 심부전, 심장마비) 발생률 감소와 신장 기능 개선 효과가 보고됨.
- GLP-1 수용체 작용제:
  - 예시: Liraglutide, Semaglutide 등
  - 특징:
    - 혈당 강하 효과 외에 주요 심혈관 사건의 위험을 낮추는 것으로 나타남.
  - 체중 감량 효과도 있어 당뇨병 관리에 이점을 제공
- 기타 약물:
  - 전통적인 메트포르민 등도 여전히 기초 치료제로 사용되며, 약물 병용 요법의 한 부분으로 적용됨.
  - 최신 연구에서는 약물의 다중 효과(예, 심혈관 및 신경 보호 효과)를 고려한 치료 전략이 강조됨.

**2. 심혈관 질환 및 신경병증에 미치는 영향**
- 심혈관 질환:
  - SGLT2 억제제의 효과:
    - EMPA-REG OUTCOME Trial과 같은 연구에서, empagliflozin이 심혈관 사망률, 심부전 입원, 심장마비 등의 위험을 크게 감소시키는 결과를 보였습니다.

- 이러한 효과는 단순한 혈당 강하 효과를 넘어서, 혈압 강하, 체중 감소 및 신장 보호 효과와 관련이 있을 것으로 제안됩니다.
- GLP-1 수용체 작용제의 효과:
  - 주요 심혈관 사건(예: 심근경색, 뇌졸중 등) 발생 위험을 낮추는 것으로 나타났으며, 이로 인해 당뇨병 환자에서의 2차 예방 효과가 기대됩니다.
- 신경병증:
  - 당뇨병성 말초신경병증:
    - 당뇨병의 만성 고혈당은 신경 손상을 유발하여 통증, 저림, 감각 저하 등의 증상을 일으킵니다.
    - Duloxetine:
      - 당뇨병성 신경 병증 통증 완화에 효과적인 약물로 체계적 문헌고찰 및 메타분석 연구에서 그 유효성과 안전성이 평가되었습니다.

  최근 연구에서는 혈당 조절 뿐 아니라, 신경 보호 효과를 가진 약물이나 보조 치료법에 대한 관심이 높아지고 있습니다.

## 3. 관련 연구 사례 및 검색 방법

- 대표 연구:
  - EMPA-REG OUTCOME Trial:
    - EMPA-REG OUTCOME Trial은 empagliflozin이 당뇨병 환자의 심혈관 및 신장 질환 발생률을 감소시키는 효과를 보여주어, SGLT2 억제제의 사용을 촉진하는 데 큰 역할을 하였습니다.
  - Duloxetine 관련 체계적 문헌 고찰:
    - 여러 문헌 고찰에서는 duloxetine이 당뇨병성 신경병증 통증 완화에 효과적이라는 결론을 제시하고 있으며, 이와 같은 연구들은 처방약이 신경 보호 및 증상 완화에 미치는 영향을 분석합니다.
- 논문 검색 팁:
  - PubMed, Google Scholar 등에서 아래와 같은 키워드를 활용해 검색할 수 있습니다.
    - "SGLT2 inhibitor diabetes cardiovascular outcome"
    - "GLP-1 receptor agonist cardiovascular benefits diabetes"
    - "Duloxetine diabetic peripheral neuropathy systematic review"

  최신 리뷰나 메타분석 논문을 참고하여, 여러 연구 결과를 종합한 정보를 얻는 것이 좋습니다.

## 결론

당뇨병 치료제의 최신 경향은 단순한 혈당 조절을 넘어서, 심혈관 질환과 신장 문제를 비롯한 합병증 예방에 중점을 두고 있습니다.

- SGLT2 억제제와 GLP-1 수용체 작용제는 당뇨병 환자의 심혈관 및 신장 보호 효과를 입증받아 중요한 치료 옵션으로 자리 잡고 있습니다.

Chap. 1 왜 알아야 AI의 이해와 ChatGPT 바로 시작하기

Chap. 2 의료진의 주요 업무에서 ChatGPT 활용하기

Chap. 3 앞으로의 AI 효과를 높이는 활용 길라잡이?

Chap. 4 앞으로의 AI 의료와 개척할 고민과 검증

• 또한, Duloxetine과 같은 약물은 당뇨병성 신경병증 치료에 있어 통증 완화와 삶의 질 개선에 기여하고 있습니다.

이러한 연구 결과들은 당뇨병 관리에 있어서 약물 선택과 치료 전략에 중요한 참고 자료로 활용될 수 있으며, 최신 연구 동향에 대한 지속적인 업데이트와 검토가 필요합니다.

다음으로 ChatGPT 또는 전문 데이터에 대한 지식을 바탕으로 관련 데이터베이스에 접근하여 데이터를 검색하여 유의미한 데이터를 획득한다.

여기에서는 사례로서, 무료로 서비스되는 PubMed https://pubmed.ncbi.nlm.nih.gov/를 사용하였다.[7]

- **검색식**: SGLT2 inhibitor diabetes cardiovascular outcome

  https://pubmed.ncbi.nlm.nih.gov/?term=SGLT2+inhibitor+diabetes+cardiovascular+outcome

- **검색 결과**: 2015~2025년의 기간을 설정한 결과 2,696건이 검색되었고, 이를 CSV 파일엑셀파일로 다운로드하여 ChatGPT o3-mini, 4o 그래프와 도표 형태로 분석하였다.

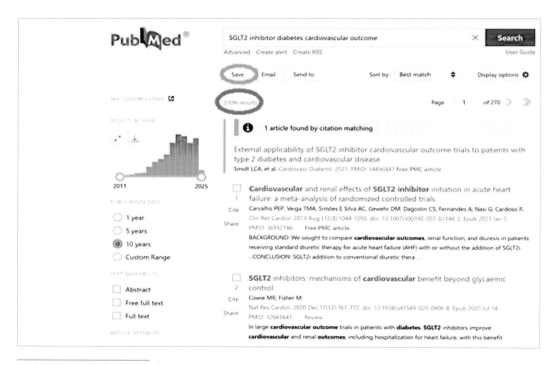

---

7) 활용하기 위한 전문 데이터베이스의 종류와 각 데이터베이스에 대한 검색 방법(검색식), 특징, 사용법 등은 별개의 사안으로서 여기에서는 생략하고, 다만 데이터베이스를 통한 데이터셋을 얻고, 이를 ChatGPT를 통해 분석하는 사례에 대해서 간단히 기술한다.

PubMed 데이터베이스에서 획득한 2,696건을 엑셀파일csv로 다운로드하여 GPT o3-mini와 GPT 4o를 통해 그래프를 그리고 도표를 생성하는 등 분석하는 작업을 실행하였다.

**Chap. 1** 영역별 AI의 이해와
ChatGPT 바로 시작하기

**Chap. 2** 의료진의 주요 업무에서
ChatGPT 활용하기

**Chap. 3** 영역별 AI 효과를 높이는
활용 검법이는?

**Chap. 4** 영역별 AI 윤리와 저작권
그리고 교훈

**Prompt 6. @ GPT o3-mini**

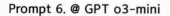

csv-SGLT2inhib-set(PubMed-1).csv
스프레드시트

Draw the graphs of this file by publishing year.

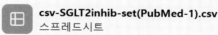

**질문 내용 ∨**

이 파일의 데이터를 출판연도별로 그래프를 그려줘.

**GPT o3-mini.**

Below is an example of how you could generate graphs by publishing year using Python. For example, if your file is a CSV with a "publishing_year" column, you can use Pandas and Matplotlib (or Seaborn) to visualize the data.

### Example Code (Python)

```python
python                                                          📋 복사

import pandas as pd
import matplotlib.pyplot as plt
import seaborn as sns

# Load your data file (adjust the filename and path as necessary)
df = pd.read_csv("your_file.csv")  # Replace "your_file.csv" with your file name

# Ensure that the 'publishing_year' column is in integer format
df['publishing_year'] = pd.to_numeric(df['publishing_year'], errors='coerce')

# Drop any rows where the publishing_year is missing
df = df.dropna(subset=['publishing_year'])

# Convert publishing_year to integer
df['publishing_year'] = df['publishing_year'].astype(int)

# Group by publishing year and count the number of records per year
year_counts = df['publishing_year'].value_counts().sort_index()
```

```python
# Plotting using Matplotlib
plt.figure(figsize=(10, 6))
plt.bar(year_counts.index, year_counts.values, color='skyblue')
plt.xlabel('Publishing Year')
plt.ylabel('Number of Publications')
plt.title('Number of Publications by Publishing Year')
plt.xticks(year_counts.index, rotation=45)
plt.tight_layout()
plt.show()

# Alternatively, plotting using Seaborn
plt.figure(figsize=(10, 6))
sns.countplot(data=df, x='publishing_year', order=sorted(df['publishing_year'].unique()), col
plt.xlabel('Publishing Year')
plt.ylabel('Number of Publications')
plt.title('Number of Publications by Publishing Year')
plt.xticks(rotation=45)
plt.tight_layout()
plt.show()
```

## Explanation

1. **Data Loading & Preparation:**

   - The CSV file is loaded into a DataFrame.
   - The `publishing_year` column is converted to a numeric type, and rows with missing values in that column are dropped.
   - The values are then converted to integers.

2. **Grouping & Counting:**

   - The data is grouped by `publishing_year` and the number of records per year is counted.

3. **Plotting:**

   - A bar chart is generated to display the number of publications per year.
   - An alternative using Seaborn's `countplot` is also provided for a similar visualization.

If you have a different file format or structure, please adjust the code accordingly. Let me know if you need further customization or help with your data!

### 번역된 내용 ⌄                                                                          ✕

아래는 Python을 사용하여 연도를 게시하여 그래프를 생성하는 방법의 예입니다. 예를 들어, 파일이 "Publishing ₩ _year"열이있는 CSV 인 경우 Pandas 및 Matplotlib (또는 Seaborn)를 사용하여 데이터를 시각화 할 수 있습니다.

## 예제 코드 (Python)

```python
python                                                              □ 복사

import           as
import                      as
import           as


                    "your_file.csv"


  'publishing_year'                       'publishing_year'              'coerce'


                         'publishing_year'


  'publishing_year'         'publishing_year'              int


                    'publishing_year'


           10   6
                                                    'skyblue'
       'Publishing Year'
       'Number of Publications'
       'Number of Publications by Publishing Year'
                         45




           10   6
                    'publishing_year'        sorted    'publishing_year'
       'Publishing Year'
       'Number of Publications'
       'Number of Publications by Publishing Year'
                45
```

## 설명

1. ** 데이터로드 및 준비 : **

   - CSV 파일은 데이터 프레임에로드됩니다. *`publishing_year `열은 숫자 유형으로 변환되며 해당 열에 결 측값이있는 행이 삭제됩니다.
   - 값은 정수로 변환됩니다.

2. ** 그룹화 및 계산 : **

   - 데이터는`publishing_year '로 그룹화되며 연간 레코드 수는 계산됩니다.

3. ** 음모 : **

   - 매년 출판물 수를 표시하기 위해 막대 차트가 생성됩니다.
   - Seaborn의`Countplot '을 사용하는 대안도 비슷한 시각화를 위해 제공됩니다.

다른 파일 형식 또는 구조가있는 경우 코드를 적절하게 조정하십시오. 추가 사용자 정의가 필요하거나 데이터에 대한 도움이 필요한지 알려주세요!

다 ◁» ♻ ⌄

GPT o3-mini의 경우, 직접 그래프를 그려 주는 것이 아니라, 이를 위한 방법과 코드를 작성해 준다. GPT 4o를 사용했을 때에는 직접 그래프와 도표를 생성해 준다.

**Prompt 7. @ GPT 4o**

csv-SGLT2inhib-set(PubMed-1).csv
스프레드시트

이 파일의 데이터를 출판연도별로 그래프를 그려줘.
지금 번역하기

GPT 4o

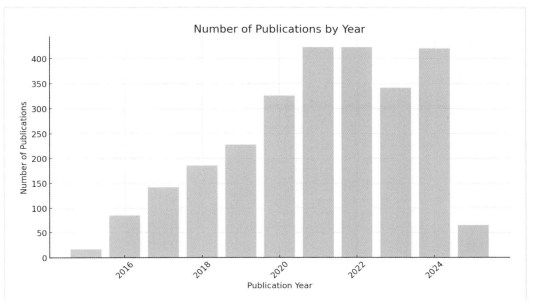

위 그래프는 출판 연도별 논문 개수를 나타냅니다. 특정 연도에 출판된 논문의 수를 쉽게 비교할 수 있으며, 연구 동향을 파악하는 데 유용합니다. 추가적인 분석이 필요하면 말씀해주세요! [>-]

Prompt 8. @ GPT 4o

이 파일의 데이터를 출판연도별 건수로 도표로 만들어줘.
지금 번역하기

GPT 4o

출판 연도별 논문 건수를 표로 정리하여 제공해 드렸습니다. 추가 분석이나 다른 형태의 데이터 정리가 필요하면 알려주세요! [>-] ←

출판 연도별 논문  분석 보기  정리하여 제공해 드렸습니다. 추가 분석이나 다른 형태의 데이터 정리가 필요하면 알려주세요! [>-]

지금 번역하기

위에서 화살표 부분<sub>분석 보기</sub>을 클릭하면 아래와 같은 팝업 창을 통해 파이썬 코드와 결과 도표를 보여 준다.

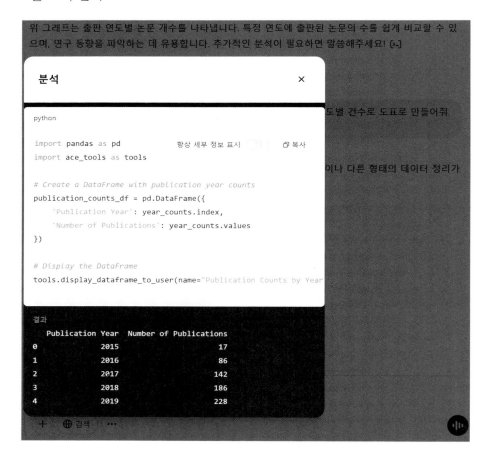

다음은 PubMed에서 검색식을 AND 연산자를 삽입하여 다시 검색하여 보았다. 그 결과 동일한 2015~2025년 동안에 650건이 검색된 것을 보여 준다. 이는 검색식을 어떻게 하느냐에 따라 결괏값이 달라진다는 예를 보여 준 것으로 단순한 사례이며, 검색식에 대한 내용은 별도로 논할 예정이다.

- **검색식:** "SGLT2" AND "inhibitor" AND "diabetes" AND "cardiovascular" AND "outcome"
- **검색 결과:** 2015~2025년 동안 650건

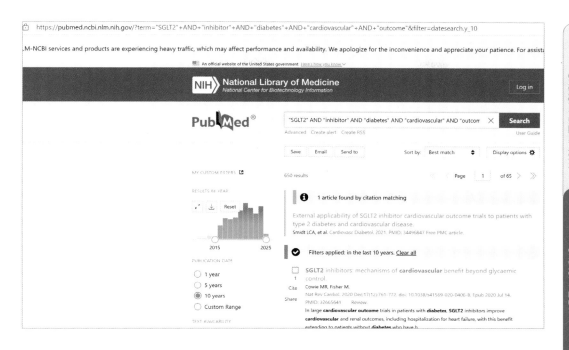

다음은 같은 검색식을 통해서 다른 데이터베이스인 'Web of Science'에서 검색한 결과이다. 검색 결과 건수는 505건으로 조사되었으며, 이는 사용하는 데이터베이스에 따라 검색 결과가 달라진다는 것을 보여 준다. 따라서 연구자는 그 목적에 따라서 데이터베이스와 검색식, 검색 키워드, 검색 기간 등 검색 방법을 달리해야 한다.

- **검색식:** "SGLT2" AND "inhibitor" AND "diabetes" AND "cardiovascular" AND "outcome"
- **검색 결과:** 505건

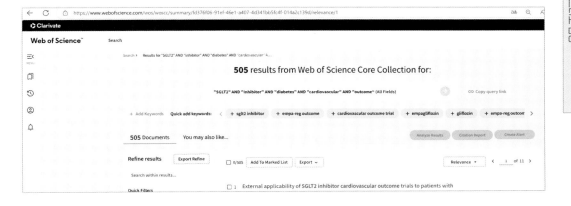

또한, 연구와 관련된 특정 논문예시: Utilization patterns of cardiovascular medications in patients with diabetes mellitus; a retrospective cross-sectional study, 2013-17에 대해 내용을 요약하여, 간단한 요약 보고서를 얻을 수 있다.

아래는 파일 첨부 기능을 활용하기 위해 ChatGPT 4o 모델을 사용한 사례이다.

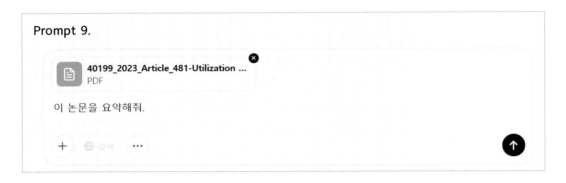

**Prompt 9.**

40199_2023_Article_481-Utilization ...
PDF

이 논문을 요약해줘.

GPT 4o

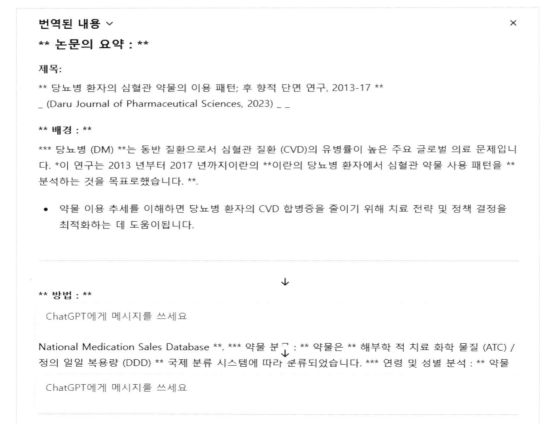

**번역된 내용 ∨**

**\*\* 논문의 요약 : \*\***

**제목:**

\*\* 당뇨병 환자의 심혈관 약물의 이용 패턴; 후 향적 단면 연구, 2013-17 \*\*
_ (Daru Journal of Pharmaceutical Sciences, 2023) _ _

**\*\* 배경 : \*\***

\*\*\* 당뇨병 (DM) \*\*는 동반 질환으로서 심혈관 질환 (CVD)의 유병률이 높은 주요 글로벌 의료 문제입니다. \*이 연구는 2013 년부터 2017 년까지이란의 \*\*이란의 당뇨병 환자에서 심혈관 약물 사용 패턴을 \*\* 분석하는 것을 목표로했습니다. \*\*.

- 약물 이용 추세를 이해하면 당뇨병 환자의 CVD 합병증을 줄이기 위해 치료 전략 및 정책 결정을 최적화하는 데 도움이됩니다.

**\*\* 방법 : \*\***

ChatGPT에게 메시지를 쓰세요

National Medication Sales Database \*\*. \*\*\* 약물 분류 : \*\* 약물은 \*\* 해부학 적 치료 화학 물질 (ATC) / 정의 일일 복용량 (DDD) \*\* 국제 분류 시스템에 따라 분류되었습니다. \*\*\* 연령 및 성별 분석 : \*\* 약물

ChatGPT에게 메시지를 쓰세요

**결과:**

*** 당뇨병 환자에서 가장 처방 된 심혈관 약물 (2017) : ** ** 아세틸 살리실산 (아스피린) ** - 191.7 DDD/환자/년 2. ** 아토르바스타틴 (콜레스테롤 대조군을위한 스타틴) ** - 170.0 DDD/환자/년 3. ** Losartan (ARB 혈압 조절을위한 ARB) ** - 115.1 DDD/환자/년 *** 약물 사용 추세 : ** *** 추세 증가 : ** *** Valsartan (ARB) 및 Metoprolol (Beta-Blocker) **는 처방전 추세가 커지고 있음을 보여주었습니다. *** 추세 감소 : ** *** Atenolol (Beta-Blocker) 및 Enalapril (ACE 억제제) 는 **지속적인 감소를 나타냈습니다. *** 연령 및 성별 차이 : ** *** 약물 사용량은 연령에 따라 증가했으며 ** 80+** 숙성 된 환자**에서는 정점에 도달했습니다. *** 여성은 남성에 비해 모든 연령 그룹에서 활용률이 높았습니다. *** 지질 저하 약물 : ** *** 아토르바스타틴은 지배적 인 상태로 유지되는 반면, ** Fenofibrate 및 gemfibrozil

ChatGPT에게 메시지를 쓰세요

---

**논의:**

*이 연구는 ** 관찰 된 처방전 추세가 ** American Diabetes Association (ADA) ** 및 ** 유럽 심장 학회 (ESC)의 글로벌 치료 지침 **과 일치한다고 제안합니다. *** Enalapril (ACE 억제제)의 사용 감소 및 Losartan/Valsartan (ARBS)의 사용 증가 ** ** ARB가 당뇨병 환자에서 더 나은 신장 보호 **를 제공하는 연구와 일치합니다. *** 베타 차단제 트렌드 **는 ** Atenolol에서 Metoprolol로의 전환을 나타냅니다. *** CVD 위험의 성별 불균형 : ** 당뇨병을 앓고있는 여성은 남성보다 CVD의 상대적 위험 **가 더 높으며, 약물 이용률이 높을수록 ** ** **를 설명합니다.

ChatGPT에게 메시지를 쓰세요

---

** 당뇨병 환자에서 심혈관 약물의 이용은 표준 치료 지침에 따라 합리적인 처방 패턴을 따릅니다. *** CVD의 예방 약물 (예 : 아스피린, 스타틴 및 ARB)이 가장 자주 사용됩니다 **. ** 추가 ** 정책 구현 ** 당뇨병 환자의 심혈관 위험 감소를 최적화하려면 필요합니다. *이 결과는 ** 당뇨병 및 심혈관 질환 관리 전략을 향상시키기 위해이란의 정책 입안자들에게 ** 귀중한 통찰력을 제공합니다. **.

---

**** 키 테이크 아웃 : ****

*** 아스피린, 스타틴 및 ARB는 당뇨병 환자에서 가장 일반적으로 사용되는 심혈관 약물입니다. ** *** 약물 사용은 나이가 들어감에 따라 증가하며 여성이 활용도가 높아집니다 ** *** 베타 차단제 및 ACE

ChatGPT에게 메시지를 쓰세요

점을 두어야합니다. **

특정 섹션을 분석하거나 추가 통찰력을 제공 하시겠습니까? 😊

선행 논문의 검색과 요약 및 연구 주제에 대한 아이디어를 바탕으로 ChatGPT를 활용하여 연구 논문의 초안을 작성할 수 있다. 다음은 의사가 의료 관련 논문 초안을 작성할 때 ChatGPT를 활용한 가상의 활용 사례이다.

**Prompt 10.**

> 의사가 의료 관련 논문을 작성할 때, ChatGPT를 활용해서 논문 초안을 작성한 활용사례를 제시해 줘.
> 지금 번역하기

**GPT o3-mini.**

사례: 인공지능 기반 의료 영상 진단 논문의 초안 작성

**1. 연구 주제 및 배경 설정**
• **연구 주제 선정:**
  • 의사는 "인공지능을 활용한 의료 영상 진단의 효율성 평가"라는 주제를 선택하였습니다.
  • 기존 연구의 한계와 최신 동향을 검토한 후, 해당 주제의 필요성과 연구 목적을 명확히 정리하였습니다.
• **ChatGPT 활용:**
  • "인공지능이 의료 영상 진단에 미치는 영향과 기존 진단 방법의 한계를 포함하여 연구 배경을 작성해줘."라는 프롬프트로 ChatGPT에 요청하여, 연구 배경에 대한 초안을 생성 받았습니다.
  • 생성된 초안은 의사가 참고하여 연구 동향 및 배경 설명을 보완하는 데 사용되었습니다.

**2. 논문의 각 섹션별 초안 작성**
• **서론 (Introduction) 작성:**
  • **의사 입력 내용:**
    • 연구 배경, 문제 제기, 연구 필요성, 기존 연구의 한계 등을 간략하게 정리한 메모를 ChatGPT에 제공합니다.
  • **ChatGPT 프롬프트 예시:**
    • "인공지능을 활용한 의료 영상 진단이 기존 진단 방법에 비해 어떤 장점을 가지는지, 그리고 이 연구가 왜 필요한지를 포함한 서론 초안을 작성해줘."
  • **결과:**
    • ChatGPT는 연구 배경, 문제 인식, 연구의 목적과 필요성을 포함하는 서론 초안을 생성하였습니다. 이후 의사는 해당 초안을 기반으로 세부 내용을 추가 및 수정하였습니다.

- 연구 방법 (Methods) 작성:
  - 의사 입력 내용:
    - 연구 대상(예: 환자 데이터), 데이터 수집 방법, 분석 방법(예: 통계 기법, 머신러닝 모델 적용 등)에 대한 기본 아이디어를 제공하였습니다.
  - ChatGPT 프롬프트 예시:
    - "환자 데이터를 활용하여 인공지능 진단의 효율성을 평가하는 연구 방법을 설명하는 초안을 작성해줘. 여기에는 데이터 수집, 전처리, 분석 방법 및 결과 평가 방안을 포함해줘."
  - 결과:
    - ChatGPT는 데이터 수집 과정, 전처리 방법, 분석에 사용될 통계 기법 및 머신러닝 모델의 개요를 포함한 연구 방법 초안을 작성해 주었습니다.
- 결과(Results) 및 토론(Discussion) 작성:
  - 의사 입력 내용:
    - 실험 결과의 주요 수치와 관찰된 경향, 그리고 이를 해석하는 방향에 대한 기본 아이디어를 제공하였습니다.
  - ChatGPT 프롬프트 예시:
    - "연구 결과를 요약하고, 인공지능 진단이 기존 방법에 비해 어떤 점에서 유의미한 차이를 보였는지, 그리고 연구의 한계와 향후 연구 방향을 포함한 토론 초안을 작성해줘."
  - 결과:
    - ChatGPT는 연구 결과를 정리한 요약과 함께 결과에 대한 해석, 연구의 한계, 그리고 향후 개선 방안을 포함한 토론 초안을 생성하였습니다.

3. 초안 다듬기 및 최종 검토
- 언어 다듬기 및 구성 점검:
  - 초안 작성 후, 의사는 ChatGPT에 "이 문장을 좀 더 전문적이고 명확하게 다듬어줘."라고 요청하여 문장 표현과 전체 흐름을 개선하는 도움을 받았습니다.
  - 또한, 각 섹션 간의 연결 고리를 자연스럽게 만들기 위한 피드백도 요청하여 논문의 완성도를 높였습니다.
- 최종 검토 및 수정:
  - ChatGPT가 제공한 초안은 초기 아이디어와 구성을 마련하는 데 큰 도움을 주었지만, 의사는 반드시 최신 연구 자료와 전문 지식을 반영하여 최종 수정을 진행하였습니다.
  - 최종적으로 동료 평가 및 학술지의 형식 가이드에 맞춰 인용 및 참고문헌 정리 등을 보완하여 완성도를 높였습니다.

결과물 예시

최종적으로 ChatGPT의 도움을 받은 논문 초안에는 다음과 같은 요소들이 포함되었습니다.

Chap. 1 영역한 AI의 이해와 ChatGPT 바로 시작하기

Chap. 2 의료인의 주요 업무에서 ChatGPT 활용하기

Chap. 3 영역한 AI 효과를 높이는 활용 꿀팁이는?

Chap. 4 영역한 AI 문진의 저작권 그리고 검정

1. **서론:**
   - 인공지능 기반 의료 영상 진단의 중요성과 기존 진단 방법의 한계에 대한 설명
   - 연구 필요성 및 목적 명시
2. **연구 방법:**
   - 대상 데이터 및 수집 방법 상세 기술
   - 전처리 과정과 분석 기법(예: 통계 분석, 머신러닝 모델) 설명
3. **결과 및 토론:**
   - 실험 결과의 요약 및 주요 수치 제시
   - 결과 해석, 연구 한계, 향후 연구 방향 논의
4. **참고문헌 및 인용:**
   - 사용한 참고 자료와 인용 정보를 체계적으로 정리

요약

이 사례에서 의사는 ChatGPT를 활용해 연구 주제에 맞는 논문 초안을 신속하게 작성하였으며, 서론, 연구 방법, 결과 및 토론 등 주요 섹션의 기초 초안을 마련하는 데 큰 도움을 받았습니다. 다만, 최종 논문 작성 전 반드시 전문 지식을 반영한 수정과 동료 검토를 통해 완성도를 높이는 것이 중요합니다.

이와 같이 ChatGPT는 논문 초안 작성 및 구성 아이디어 도출에 유용한 도구로 활용될 수 있으며, 의사의 연구 시간을 단축하고 창의적인 아이디어를 도출하는 데 기여할 수 있습니다.

(2) 교육

지도 의사가 수련 의사를 위한 교육할 때, ChatGPT를 활용하여 교재나 매뉴얼 등 교육 자료 제작에 도움을 받을 수 있다. 다음은 ChatGPT를 활용하는 방법과 실제 활용 사례에 대한 예시이다.

**Prompt 11.**

> 지도하는 의사가 수련 의사에게 교육하기 위한 교육자료를 만들 때, ChatGPT를 활용해서 교재 또는 매뉴얼을 만드는 방법과 그에 대한 사례를 제시해 줘.
> 지금 번역하기

Chap. 1 챗앤쉽 AI의 이해와
ChatGPT 바로 시작하기

Chap. 2 의료인의 주요 업무에서
ChatGPT 활용하기

Chap. 3 챗앤쉽 AI 효과를 높이는
활용 꿀팁이는?

Chap. 4 챗앤쉽 AI 윤리와 저작권
그리고 검증

## GPT o3-mini.

### 1. ChatGPT를 활용한 교육 자료 제작 방법

**(1) 주제 및 목차 구성**

- 아이디어 브레인스토밍:
  - ChatGPT에 "수련의사를 위한 [특정 주제] 교육 자료의 목차를 제안해줘."라고 요청하여 다양한 주제와 세부 항목을 도출할 수 있습니다.
  - 예를 들어, "수련의사를 위한 응급처치 매뉴얼 목차를 만들어줘."라는 질문을 통해 필요한 내용을 구성할 수 있습니다.
- 목차 및 구성안 정리:
  - 생성된 목차를 기반으로 각 장(chapter)이나 절(section)에 포함되어야 할 내용을 세분화합니다.

**(2) 구체적인 내용 작성**

- 각 항목별 세부 내용 작성:
  - 목차의 각 항목(예: '응급 상황 인지 및 초기 대응', '심폐소생술 절차', '환자 이송 및 후속 조치')에 대해 ChatGPT에 자세한 설명과 사례, 절차를 작성하도록 요청할 수 있습니다.
  - 예시 프롬프트:
    - "응급 상황에서 환자 평가와 초기 대응 방법에 대해 수련의사가 이해하기 쉽도록 설명하는 내용을 작성해줘."
- 실제 사례 및 시나리오 생성:
  - 수련의들이 실제 임상 상황을 가정하여 학습할 수 있도록 가상의 사례나 시나리오를 함께 작성할 수 있습니다.
  - 예시 프롬프트:
    - "심정지 상황에서 적용할 수 있는 심폐소생술 사례를 시나리오 형식으로 작성해줘."

**(3) 학습 자료의 다양한 형식 적용**

- 요약 및 핵심 정리:
  - 각 장이나 항목의 핵심 포인트를 요약하거나 정리한 자료를 생성할 수 있습니다.
  - 예시 프롬프트:
    - "심폐소생술 절차에 대한 핵심 사항을 표 형태로 정리해줘."
- 퀴즈 및 토론 질문:
  - 학습 후 복습을 위한 퀴즈, 사례 문제, 또는 토론 질문을 만들어 수련의들의 이해도를 높일 수 있습니다.

- 예시 프롬프트:
  - "응급처치 관련 교육 자료에 사용할 수 있는 퀴즈 5문항을 만들어줘."
- **비주얼 자료 작성 지원:**
  - ChatGPT는 직접 이미지를 생성하지는 못하지만, 필요한 인포그래픽이나 도표의 구성을 제안하고 설명하는 텍스트를 제공할 수 있습니다.

### (4) 언어 다듬기 및 최종 편집

- **문장 다듬기 및 전문 용어 정리:**
  - 작성된 초안이나 설명 내용을 "더 전문적이고 이해하기 쉽게 다듬어줘."라고 요청하여, 최종 교재의 문장 표현을 개선할 수 있습니다.
- **포맷 및 구성 체크:**
  - 전체 교육 자료의 흐름이나 구성, 인용 및 참고문헌 정리 등을 점검하는 데에도 활용할 수 있습니다.

## 2. 활용 사례: 수련의사를 위한 응급처치 매뉴얼 작성

### (1) 사례 개요

한 지도 의사는 수련의사를 대상으로 '응급처치 매뉴얼'을 제작하고자 합니다. 이 매뉴얼은 응급 상황에서의 신속한 대처 방법, 심폐소생술(CPR) 절차, 그리고 환자 이송 및 후속 관리에 관한 내용을 포함합니다.

### (2) 단계별 활용 방법

1. **목차 구성 및 아이디어 도출**
- **ChatGPT 활용:**
  지도 의사는 "수련의사를 위한 응급처치 매뉴얼 목차를 제안해줘."라고 요청하여 아래와 같은 목차 초안을 받습니다.
  - 서론: 응급처치의 중요성 및 목적
  - 1장: 응급 상황의 인지와 초기 평가
  - 2장: 심폐소생술(CPR) 절차
  - 3장: 외상 응급처치 및 지혈 요법
  - 4장: 환자 이송 및 후속 조치
  - 부록: 관련 법규 및 최신 가이드라인, 참고 문헌
2. **각 항목별 세부 내용 작성**
- **응급 상황 인지 및 초기 평가:**
  - 프롬프트 예시: "응급 상황에서 환자 상태 평가와 초기 대응 방법을 수련의사가 이해하기 쉽도록 설명하는 내용을 작성해줘."

- ChatGPT는 환자 평가 시 체크해야 하는 사항, 신체검사, 초기 대응 절차 등을 자세히 설명한 초안을 제공합니다.
- 심폐소생술(CPR) 절차:
  - 프롬프트 예시: "심정지 환자에 대한 심폐소생술 절차와 주의 사항을 단계별로 설명하는 내용을 작성해줘."
  - ChatGPT는 각 단계(압박, 인공호흡, AED 사용 등)를 상세하게 기술한 초안을 생성합니다.
- 실제 사례 및 시나리오:
  - 프롬프트 예시: "심정지 상황에서 실제로 적용할 수 있는 응급처치 시나리오를 작성해줘."
  - ChatGPT는 가상의 환자 사례를 들어, 응급 상황 발생 시 수련의가 따라야 할 절차를 시나리오 형식으로 제공합니다.

### 3. 퀴즈 및 복습 자료 작성

- ChatGPT 활용:
  - "응급처치 매뉴얼에 포함시킬 퀴즈 5문항과 각 문제의 해설을 작성해줘."
  - 이를 통해 수련의들의 학습 효과를 높일 수 있는 복습 자료가 완성됩니다.

### 4. 최종 편집 및 다듬기

- 문장 다듬기:
  - 작성된 초안을 "더 전문적이고 명확한 표현으로 다듬어줘."라는 프롬프트를 통해 최종 문장 표현을 개선합니다.
- 구성 점검:
  - 전체 교육 자료의 구성과 흐름을 확인하고, 필요한 부분에 추가 설명이나 참고문헌을 삽입합니다.

### (3) 최종 결과물

- **교재 목차 및 각 장의 세부 내용:**
  응급 상황 인지, 심폐소생술 절차, 외상 응급처치, 환자 이송 등 각 항목에 대해 상세한 설명과 사례가 포함된 매뉴얼
- **부록 및 참고 자료:**
  최신 응급처치 가이드라인, 법규, 참고문헌 목록 및 인포그래픽 구성 제안서
- **학습 및 평가 자료:**
  매뉴얼 말미에 복습용 퀴즈와 사례 문제를 포함하여 수련의들이 내용을 확인할 수 있도록 구성

### 결론

지도 의사는 ChatGPT를 활용하여 수련의사를 위한 교육 자료 제작 과정에서 목차 구성, 세부 내용 초안 작성, 실제 사례 및 시나리오 생성, 그리고 최종 문장 다듬기까지 다양한 단계를 효과적으로 지원받을 수 있습니다. 위 사례와 같이, ChatGPT의 아이디어 도출과 초안 작성 기능을 활용하면 교재나 매뉴얼의 초안을 신속하게 마련할 수 있으며, 이를 기반으로 전문성을 갖춘 최종 자료로 보완할 수 있습니다. 다만, 최종 내용은 반드시 전문가의 검토 및 최신 자료 반영을 통해 수정·보완하는 것이 중요합니다.

Chap. 1 앙앙함 AI의 이해와 ChatGPT 바로 시작하기

Chap. 2 의료인의 주요 업무에서 ChatGPT 활용하기

Chap. 3 앙앙함 AI 효과를 높이는 활용 꿀팁이는?

Chap. 4 앙앙함 AI 문리와 저작권 그리고 검증

다음은 의사가 환자에 대해 처방한 질병의 예방과 처방받은 후에 환자의 적절한 행동 요령에 관한 교육 자료를 만들 때, ChatGPT를 활용하는 방법과 실제 활용 사례에 대한 예시이다.

---

**Prompt 12.**

> 의사가 환자가 처방받은 질병에 대하여 사전 예방과 처방 받은 후에 환자가 적절한 행동을 하기 위한 위한 교육자료를 만들 때, ChatGPT를 활용해서 교육자료 또는 매뉴얼을 만드는 방법과 그에 대한 사례를 제시해 줘.
> 지금 번역하기

---

**GPT o3-mini.**

---

**1. ChatGPT를 활용한 교육 자료 제작 방법**

**(1) 주제 선정 및 목표 설정**

- **교육 목적 정의:**
  - 환자에게 해당 질병의 예방 방법, 위험 인자, 생활 습관 개선, 그리고 처방받은 약물의 올바른 복용법 및 후속 관리 요령을 전달하는 것이 목표입니다.
  - 예를 들어, 고혈압, 당뇨병, 천식 등 만성질환의 경우 질병의 기본 정보와 예방, 치료 후 관리 방법을 모두 포함하는 교육 자료가 필요합니다.
- **대상 환자층 파악:**
  - 연령, 건강 상태, 문화적 배경 등을 고려하여 자료의 난이도와 표현 방식을 결정합니다.
- **ChatGPT 프롬프트 예시:**
  "고혈압 환자를 대상으로 한 사전 예방 및 처방 후 생활 습관 관리 교육 자료의 목차와 주요 내용을 제안해줘."

**(2) 목차 구성 및 세부 내용 초안 작성**

- **목차 구성:**
  ChatGPT를 활용하여 교육 자료의 기본 틀(목차)을 구성할 수 있습니다.
  - **예시 목차:**
    1. 서론: 질병의 개요 및 교육 목적
    2. 질병 이해: 고혈압(또는 대상 질환)의 정의, 원인, 증상, 합병증

3. 사전 예방: 위험 요인 관리, 생활 습관 개선, 식이요법 및 운동

4. 처방 후 관리: 약물 복용 지침, 부작용 관리, 정기 검진의 중요성

5. FAQ 및 사례: 자주 묻는 질문과 실제 사례

6. 부록: 참고 자료, 인포그래픽, 체크리스트

- **세부 내용 작성:**
  각 항목별로 구체적인 내용을 ChatGPT에 요청하여 초안을 작성합니다.

  - **예시 프롬프트:**

    "고혈압 예방을 위해 환자가 실천할 수 있는 생활 습관 개선 방법과 식이요법에 대해 쉽고 구체적으로 설명하는 내용을 작성해 줘."

    "고혈압 약물 복용 후 주의 사항, 부작용 관리 및 정기 검진의 필요성을 환자가 이해하기 쉽게 정리해줘."

- **다양한 형식 활용:**

  - **요약표 및 체크리스트:**
    ChatGPT에 "고혈압 관리 핵심 사항을 표와 체크리스트 형태로 정리해줘."라고 요청하여 시각적으로 이해하기 쉬운 자료를 만듭니다.

  - **FAQ 형식:**
    환자들이 자주 묻는 질문과 그에 대한 답변을 미리 준비할 수 있도록 "고혈압 환자가 자주 묻는 질문 5가지를 작성해줘."와 같이 활용할 수 있습니다.

### (3) 언어 다듬기 및 최종 편집

- **전문 용어와 쉬운 설명의 균형:**

  - ChatGPT가 생성한 초안에서 전문 용어는 간단한 설명이나 예시를 덧붙여 수정합니다.
  - "이 문장을 환자가 쉽게 이해할 수 있도록 다듬어줘." 등의 프롬프트로 표현을 개선할 수 있습니다.

- **구성 및 흐름 점검:**

  - 전체 자료의 목차와 각 항목이 자연스럽게 연결되도록 점검합니다.
  - 최종 자료에 삽입할 인포그래픽, 도표, 체크리스트 등의 시각 자료 구성도 ChatGPT의 제안(텍스트 설명 형태)을 참고하여 준비합니다.

- **최종 검증:**

  - 생성된 자료는 최신 의료 가이드라인과 임상 지식을 반영하는지 확인 후, 필요한 부분은 전문 의학 자료나 동료 의사의 검토를 통해 보완합니다.

## 2. 활용 사례: 고혈압 환자 교육 매뉴얼 제작

### (1) 사례 개요

한 지도 의사는 고혈압 환자가 처방받은 약물을 올바르게 복용하고, 생활 습관 개선을 통해 합병증을 예방할 수 있도록 돕기 위해 교육 매뉴얼을 제작하기로 결정했습니다.

## (2) 단계별 활용 방법

### 1. 주제 및 목차 구성

- **ChatGPT 활용:**
  지도 의사는 "고혈압 환자를 위한 예방 및 처방 후 관리 교육 매뉴얼 목차를 제안해줘."라고 질문하여, 위의 예시 목차(서론, 질병 이해, 사전 예방, 처방 후 관리, FAQ, 부록)를 도출받았습니다.

### 2. 세부 내용 작성

- **사전 예방 부분 작성:**
  - 프롬프트 예시: "고혈압 예방을 위해 환자가 실천해야 할 생활 습관 개선, 식이요법, 운동 방법을 구체적으로 설명하는 내용을 작성해줘."
  - ChatGPT는 혈압 조절에 도움이 되는 식단, 운동 종류, 스트레스 관리 방법 등을 설명하는 텍스트 초안을 제공하였습니다.

- **처방 후 관리 부분 작성:**
  - 프롬프트 예시: "고혈압 약물 복용 시 주의해야 할 사항, 부작용 및 정기 검진의 중요성을 환자가 쉽게 이해할 수 있도록 설명하는 내용을 작성해줘."
  - 이에 따라 ChatGPT는 약물 복용 방법, 부작용 인지 및 대처법, 병원 방문 주기 등에 관한 내용을 초안으로 작성했습니다.

- **FAQ 및 체크리스트:**
  - "고혈압 환자가 자주 묻는 질문과 그에 대한 답변을 작성해줘."라는 요청을 통해 환자가 가질 수 있는 의문 사항을 미리 정리한 FAQ 목록과 생활 관리 체크리스트를 제작했습니다.

### 3. 최종 편집 및 다듬기

- **문장 개선:**
  - 생성된 초안을 "환자가 이해하기 쉬운 문체로 다듬어줘."라는 프롬프트를 사용해 수정하였습니다.

- **전문가 검토:**
  - 최종적으로 자료를 검토하며 최신 고혈압 관리 가이드라인과 일치하는지 확인하고, 필요한 경우 동료 의사와 상의하여 보완하였습니다.

## (3) 최종 결과물

- **교육 매뉴얼 구성:**
  - **서론:** 고혈압의 중요성과 교육 자료의 목적
  - **질병 이해:** 고혈압의 정의, 원인, 증상 및 합병증 소개
  - **사전 예방:** 올바른 식습관, 규칙적인 운동, 스트레스 관리 등 생활 습관 개선 방안
  - **처방 후 관리:** 약물 복용 방법, 부작용 대처법, 정기 검진의 필요성
  - **FAQ 및 체크리스트:** 자주 묻는 질문과 생활 관리 체크리스트

- **부록:** 인포그래픽, 참고문헌, 추가 자료 링크
- **환자 친화적 구성:**
  그림이나 도표, 체크리스트를 포함하여 시각적 자료로 정보를 쉽게 이해할 수 있도록 구성하였습니다.

**결론**

의사는 ChatGPT를 활용하여 환자 교육 자료를 신속하게 초안 형태로 작성하고, 목차 구성, 세부 내용, 사례, FAQ, 체크리스트 등 다양한 요소를 포함한 매뉴얼을 만들 수 있습니다. 위 사례와 같이, ChatGPT의 초안 작성 및 아이디어 도출 기능을 활용하면, 교육 자료 제작 시간을 단축하고 체계적인 자료를 마련할 수 있으며, 최종 자료는 반드시 최신 의료 가이드라인과 전문가의 검토를 거쳐 보완하는 것이 중요합니다.

다음은 ChatGPT에 특정 환자의 기본 정보와 혈액검사 결과 데이터를 파일을 업로드하고 이전 결과와 비교하여 건강관리와 예방을 위한 안내서를 요구하였다. 그 결과로 각 항목에 따른 결과 해석과 환자의 건강관리 방안을 포함한 처치 안내서를 받을 수 있으며, 환자는 본인의 증상과 병의 진행 상태를 이해하고 그에 대해 적절한 관리에 도움을 받는다.

**Prompt 13.**

**샘플데이터1(혈액검사).pdf**
PDF

키는 155센티미터, 체중은 60kg, 나이는 65세인 한국인 여자의 혈액검사 결과이다. 이전 결과값과 현재 결과값을 비교하여, 건강관리와 예방을 위한 안내서를 작성해 줘.
지금 번역하기

**GPT 4o**

## 건강관리 및 예방을 위한 안내서

**대상자 정보:**

- **성별:** 여성
- **연령:** 65세
- **키:** 155cm
- **체중:** 60kg

# 1. 혈액검사 결과 비교 분석

아래는 이전 검사 결과와 현재 검사 결과를 비교하여 건강 상태를 평가한 것입니다.

## 1) 혈액 및 적혈구 관련 수치

| 항목 | 현재 | 이전 | 변화 | 정상 참고치 | 해석 |
|------|------|------|------|------------|------|
| 적혈구 (RBC) | 4.90 | 4.96 | 감소 | 4.00 ~ 6.20 | 정상 |
| 혈색소 (Hb) | 15.9 | 16.0 | 감소 | 13.0 ~ 16.5 | 정상 |
| 적혈구용적율 (Hct) | 44.2 | 45.0 | 감소 | 35 ~ 54 | 정상 |
| 평균적혈구용적 (MCV) | 90.2 | 90.7 | 감소 | 80 ~ 100 | 정상 |
| 평균적혈구색소 (MCH) | 32.4 | 32.3 | 증가 | 26 ~ 34 | 정상 |
| 평균적혈구색소농도 (MCHC) | 36.0 | 35.6 | 증가 | 31 ~ 36 | 정상 |

☑ **해석:**
적혈구(RBC), 혈색소(Hb), 적혈구용적율(Hct)이 소폭 감소했으나 **정상 범위 유지** 중입니다.
이러한 변화는 심각한 건강 문제를 의미하지 않으며, 경미한 수분 부족 또는 최근의 생활 습관 변화와 관련될 수 있습니다.

🩺 **건강관리 팁:**
- **수분 섭취 증가**: 하루 1.5~2L의 물을 섭취하여 혈액의 농도를 적절하게 유지하세요.
- **철분과 비타민 B12 섭취**: 붉은 고기, 생선, 계란, 시금치 같은 철분이 풍부한 음식을 섭취하세요.
- **규칙적인 운동**: 가벼운 유산소 운동(걷기, 수영 등)을 통해 혈액순환을 촉진하세요.

## 2) 혈소판 관련 수치

| 항목 | 현재 | 이전 | 변화 | 정상 참고치 | 해석 |
|------|------|------|------|------------|------|
| 혈소판 (Platelet) | 152 | 141 | 증가 | 130 ~ 400 | 정상 |
| 적혈구분포계수 (RDW) | 11.9 | 12.0 | 감소 | 10 ~ 20 | 정상 |

| 항목 | 현재 | 이전 | 변화 | 정상 참고치 | 해석 |
|------|------|------|------|------------|------|
| 평균혈소판용적 (MPV) | 10.4 | 10.7 | 감소 | 7 ~ 12.5 | 정상 |
| 혈소판분포계수 (PDW) | 12.5 | 12.3 | 증가 | 8 ~ 18 | 정상 |

☑ **해석:**
혈소판 수치가 다소 증가하였지만 **정상 범위 내 유지**되고 있습니다. 이는 혈액 응고 기능이 원활하게 작동하고 있음을 의미합니다.

🩺 **건강관리 팁:**
- **혈액순환 개선**을 위해 규칙적인 스트레칭과 가벼운 유산소 운동을 추천합니다.
- **수분 섭취 증가**: 혈소판 응집을 방지하고 혈류 개선을 위해 충분한 물을 마시세요.
- **오메가-3 섭취**: 등푸른 생선, 견과류 등을 섭취하여 혈액 건강을 유지하세요.

## 3) 백혈구 및 면역 관련 수치

| 항목 | 현재 | 이전 | 변화 | 정상 참고치 | 해석 |
|------|------|------|------|-------------|------|
| 백혈구 (WBC) | 5.13 | 6.83 | 감소 | 4 ~ 11 | 정상 |
| 호중구 (Neutrophil) | 52.0 | 62.8 | 감소 | 40 ~ 75 | 정상 |
| 림프구 (Lymphocyte) | 33.9 | 26.9 | 증가 | 20 ~ 50 | 정상 |
| 단핵구 (Monocyte) | 8.0 | 6.9 | 증가 | 2 ~ 10 | 정상 |
| 호산구 (Eosinophil) | 5.5 | 3.1 | 증가 | 0 ~ 7 | 정상 |
| 호염기구 (Basophil) | 0.6 | 0.3 | 증가 | 0 ~ 2 | 정상 |

☑ **해석:**
백혈구(WBC), 호중구(Neutrophil) 수치가 감소했지만 **정상 범위 내 유지**되고 있습니다.
반면, 림프구 및 호산구 수치는 다소 증가했으며, 이는 최근의 면역 반응(알레르기 또는 감염 후 회복)과 관련될 가능성이 있습니다.

🩺 **건강관리 팁:**
- **면역력 강화**를 위해 충분한 **비타민 C**(감귤류, 키위, 브로콜리)를 섭취하세요.
- **균형 잡힌 식사**를 통해 다양한 영양소(단백질, 건강한 지방 등)를 섭취하세요.
- **충분한 수면(7~8시간)**을 유지하여 면역 체계를 강화하세요.
- 만약 **호흡기 증상, 피부 알레르기** 등이 있다면 병원에서 추가 검진을 고려하세요.

## 2. 종합 평가 및 건강관리 방향

현재 혈액검사 결과는 **대체로 정상**이며, 건강 유지에 큰 문제가 없습니다.
다만, **적혈구 수치 감소, 면역 세포 증가 및 혈소판 증가** 등의 변화가 있으므로 아래 사항을 유의하세요.

☑ **추천 건강관리 전략:**
✔ **혈액 건강 유지**
- **적절한 체중 관리**: 현재 체중(BMI 약 25)은 정상 범위이나 근육량 유지가 중요합니다.
- **수분 섭취 증가**: 하루 1.5~2L 물 섭취
- **규칙적인 운동**: 가벼운 유산소 운동(걷기, 스트레칭)을 매일 30분 이상 실천

✔ **면역력 강화**
- **고른 영양 섭취**: 단백질(생선, 두부), 비타민(과일, 채소) 충분히 섭취
- **스트레스 관리**: 명상, 가벼운 요가, 취미 활동을 통한 긴장 완화
- **수면 습관 조절**: 밤 11시 이전 취침, 7~8시간 수면 유지

✔ **추가적인 건강 점검 추천**
- **콜레스테롤 및 혈압 관리**(고혈압, 고지혈증 가족력이 있다면 정기적으로 체크)
- **간 기능 및 신장 기능 점검** (혈액검사 외 추가 검사 고려)

## 3. 결론

◆ 현재 혈액검사 결과는 **정상 범위 내**에서 유지되고 있으며, 큰 이상은 없습니다.
◆ **적혈구 수치 감소 및 면역 세포 변화**가 있으므로 수분 섭취와 영양 균형에 신경 쓰세요.
◆ **규칙적인 생활 습관(운동, 식습관, 수면, 스트레스 관리)**을 유지하는 것이 중요합니다.
◆ **정기 건강검진을 통해 지속적인 모니터링**을 권장합니다.

### 💡 추가 상담이 필요하면?

추가적인 건강 문제(혈당, 콜레스테롤, 간 기능 등)를 확인하고 싶다면 **가까운 병원에서 추가 검진**을 고려하세요.
특히 최근 **피로감 증가, 체중 변화, 소화기 문제** 등이 있다면 의사 상담을 추천합니다.

🚀 **꾸준한 관리가 가장 강력한 예방입니다!** ☺

특정 환자의 더 많은 데이터 항목과 장기간의 병적 이력 및 가족력 등 입력 데이터가 많고 정확할수록 더욱 정확하고 세부적이며 포괄적인 결과를 얻을 수 있다.

## 2.2 행정 및 기타 업무

ChatGPT는 진료 예약 및 스케줄 관리 또는 문서 정리 등 의료 행정의 효율화에 크게 기여할 수 있을 것으로 기대된다. 다음은 ChatGPT o3-mini를 사용하여 질문하고 답변을 얻은 사례를 제시한다.

### 1) 진료 예약 및 스케줄 관리

**Prompt 14.**

> 의료 분야에서 ChatGPT를 활용하여, 진료 예약 및 스케줄 관리하기 위한 방법과 그에 대한 사례를 제시해 줘.
> 지금 번역하기

**GPT o3-mini.**

**1. ChatGPT를 활용한 진료 예약 및 스케줄 관리 방법**

**(1) 예약 문의 및 응대 챗봇 구현**
- **환자 문의 자동 응답:**
  - 웹사이트나 모바일 앱에 ChatGPT 기반 챗봇을 탑재하여, 환자의 예약 문의(예: "다음 주 목요일 오전 진료 가능한가요?")에 대해 자동으로 응답할 수 있습니다.
  - 예시 응답: "안녕하세요. 현재 내과 예약 가능한 시간은 오전 10시와 오후 2시, 오후 4시가 있습니다. 원하시는 시간대를 선택해 주세요."
- **예약 관련 FAQ 제공:**
  - 자주 묻는 질문(예약 변경, 취소, 준비 사항 등)에 대한 답변을 미리 준비하여 환자가 스스로 필요한 정보를 확인할 수 있도록 도와줍니다.

**(2) 스케줄 데이터 정리 및 요약 지원**
- **예약 목록 요약:**
  - 의사나 행정 직원이 당일 또는 주간 예약 스케줄을 확인할 때, ChatGPT에 "오늘 예약된 환자 목록과 예약 시간을 정리해줘."라고 입력하면, 제공된 데이터를 바탕으로 보기 쉽게 요약된 정보를 생성할 수 있습니다.

- **예약 변경 및 업데이트 안내:**
  - 예약 변경 요청이나 취소 요청이 있을 경우, ChatGPT가 관련 내용을 정리하여 담당자에게 전달하거나, 환자에게 변경 가능한 일정을 안내하는 문구를 자동으로 생성할 수 있습니다.

### (3) 예약 알림 및 후속 관리 메시지 생성
- **예약 확인 및 리마인더:**
  - 진료 예약이 확정되면, ChatGPT를 이용하여 "고객님, 내일 오전 10시에 진료 예약이 있으니 잊지 마세요"와 같은 예약 확인 메시지나 리마인더 문구를 생성할 수 있습니다.
- **추가 건강관리 팁 제공:**
  - 예약 알림 메시지에 간단한 건강관리 팁이나 다음 방문 시 준비사항 등을 덧붙여 환자의 만족도와 관리 효과를 높일 수 있습니다.

## 2. 활용 사례: 고혈압 클리닉의 예약 및 스케줄 관리

### (1) 사례 개요
한 고혈압 전문 클리닉에서는 환자 예약과 스케줄 관리 효율화를 위해 ChatGPT 기반 챗봇을 도입하였습니다. 이 챗봇은 웹사이트와 모바일 앱에 연동되어 환자와의 상호작용을 지원하며, 예약 문의, 예약 변경, 리마인더 발송 등의 역할을 수행합니다.

### (2) 단계별 활용 방법
#### 1. 예약 문의 응대 및 상담
- **환자 문의:**
  환자가 "다음 주 수요일에 고혈압 진료 예약 가능한가요?"라고 챗봇에 문의합니다.
- **ChatGPT 응답:**
  챗봇은 "안녕하세요. 현재 다음 주 수요일에는 오전 9시, 오후 1시, 오후 4시에 예약이 가능합니다. 원하시는 시간을 선택해 주세요."와 같이 답변합니다.
- **추가 정보 제공:**
  환자가 선택한 시간에 대해 "선택하신 시간은 예약이 확정되었습니다. 예약 확인 메시지를 보내드리겠습니다."라는 안내를 추가로 제공합니다.

#### 2. 스케줄 요약 및 내부 관리 지원
- **내부 사용:**
  클리닉의 행정 담당자가 "오늘 예약된 환자 목록을 요약해줘."라는 프롬프트와 함께 관련 데이터를 입력하면, ChatGPT가 이를 정리하여 "오늘은 총 10건의 예약이 있으며, 주요 예약 시간은 오전 9시부터 오후 5시까지입니다."와 같이 요약 자료를 생성합니다.
- **업데이트 안내:**
  예약 변경이나 취소가 발생할 경우, 변경된 내용을 바탕으로 최신 스케줄 정보를 업데이트하고, 관련 메시지를 담당자에게 알리는 역할을 수행합니다.

### 3. 예약 알림 및 리마인더 발송

- **예약 확정 후 메시지 생성:**
  환자가 예약을 확정한 후, ChatGPT를 활용하여 "고객님, 내일 오전 9시에 진료 예약이 있습니다. 예약 전 충분한 수분 섭취와 평소 복용 중인 약물을 잊지 마시길 바랍니다."라는 리마인더 메시지를 생성합니다.

- **후속 관리:**
  진료 후 "오늘 진료 어떠셨나요? 추가적인 궁금증이나 예약 변경이 필요하시면 언제든지 문의해 주세요."와 같이 후속 관리 메시지를 발송하여 환자 만족도를 높입니다.

결론

의료 분야에서 ChatGPT를 활용하면,

- 환자와의 실시간 예약 상담
- 예약 및 스케줄 데이터의 효율적인 요약
- 자동화된 예약 알림 및 후속 관리 메시지 생성
  등을 통해 진료 예약 및 스케줄 관리의 효율성을 크게 향상시킬 수 있습니다. 위 사례와 같이, 환자와의 대화형 인터페이스를 통해 예약 관련 문의에 신속하게 대응하고, 내부 스케줄 정보를 정리하여 업무 부담을 줄일 수 있으며, 예약 리마인더를 자동 발송함으로써 환자 관리의 질을 높일 수 있습니다.

실제 구현 시에는 ChatGPT를 예약 관리 시스템(API)과 연동하거나, 개인정보 및 보안 이슈를 철저히 관리하는 등 추가적인 기술적, 법적 검토가 필요함을 유의해야 합니다.

## 2) 의료 문서 및 보고서 작성

ChatGPT를 의료 문서 및 보고서를 작성하는 데 활용할 수 있으며, 초안 작성, 내용 구성, 문장 다듬기, 요약 및 편집 등 여러 단계에서 보조 도구로 활용될 수 있다. 다만, 최종 문서의 정확성과 신뢰성은 반드시 의료 전문가의 검토와 보완이 필요하다. 다음은 GPT o3-mini를 통해 얻는 가상의 사례이다.

**Prompt 15.**

> 의료 분야에서 ChatGPT를 활용하여, 의료 문서 및 보고서 작성하기 위한 방법과 그에 대한 사례를 제시해 줘.
> 지금 번역하기

**GPT o3-mini.**

## 1. ChatGPT를 활용한 의료 문서 및 보고서 작성 방법

### (1) 초안 작성 및 아이디어 도출
- 주제 선정 및 목적 정의:
  작성하고자 하는 문서의 주제(예: 환자 사례 보고서, 임상 연구 보고서, 진료 기록 요약 등)를 먼저 명확히 정하고, 그 목적과 대상 독자를 설정합니다.
  * 예시 프롬프트: "만성 폐쇄성 폐질환(COPD) 환자의 사례 보고서를 작성하기 위한 목차와 주요 항목을 제안해줘."
- **목차 및 구조 생성:**
  ChatGPT를 활용하여 문서의 전체적인 목차와 구조를 구성할 수 있습니다. 서론, 환자 배경, 진단, 치료 과정, 결과, 토론, 결론 등의 항목을 포함하도록 요청합니다.
  * 예시 프롬프트: "COPD 사례 보고서의 목차를 상세하게 구성해줘."

### (2) 세부 내용 작성
- **각 섹션별 내용 초안 생성:**
  목차에 따른 각 항목에 대해 구체적인 내용을 작성하도록 요청할 수 있습니다.
  - **서론:** 질병의 중요성, 연구 배경, 문서 작성 목적 등을 서술합니다.
    * 예시 프롬프트: "서론 부분에 COPD의 정의, 발생 원인, 그리고 이 보고서의 목적에 대해 작성해줘."
  - **환자 배경 및 임상 정보:** 환자의 나이, 성별, 주요 증상, 병력, 가족력 등 중요한 임상 정보를 정리합니다.
    * 예시 프롬프트: "환자 A의 기본 임상 정보를 포함하는 배경 설명을 작성해 줘. (예: 65세 남성, 장기간 흡연력, 호흡 곤란 및 만성 기침 증상 등)"
  - **진단 및 치료 과정:** 진단 과정, 검사 결과, 치료 방법, 처방 내용 등을 구체적으로 서술합니다.
    * 예시 프롬프트: "환자 A의 진단 과정과 치료 방법에 대해 상세하게 작성해줘."
  - **결과 및 토론:** 치료 결과, 환자 반응, 치료 효과 및 한계, 향후 관리 방안 등을 논의합니다.
    * 예시 프롬프트: "치료 결과와 향후 관리 방안에 대한 토론 부분 초안을 작성해줘."
  - **요약 및 시각 자료 제안:**
    문서의 핵심 내용을 요약하거나 도표, 체크리스트, 인포그래픽 등의 시각 자료 구성을 제안받을 수 있습니다.
    * 예시 프롬프트: "COPD 치료 효과를 요약한 표를 만들기 위한 핵심 포인트를 정리해줘."

### (3) 문장 다듬기 및 최종 편집
- **언어 및 표현 개선:**
  ChatGPT로 생성된 초안을 "더 명확하고 전문적인 표현"으로 다듬거나, "환자가 이해하기 쉬운 언어"로 수정하도록 요청할 수 있습니다.

* 예시 프롬프트: "이 문장을 의료 전문가가 읽기에도 명확하고, 일반 환자도 이해할 수 있도록 다듬어줘."

• **전체 구성 점검:**
각 섹션 간의 연결과 전체 흐름을 검토하고, 필요한 경우 추가 설명이나 참고문헌, 인용 자료를 삽입합니다.

• **최종 검토 및 보완:**
작성된 보고서는 최신 의료 가이드라인과 임상 지식을 반영하는지 확인하고, 동료 및 전문가의 리뷰를 거쳐 최종 보완 작업을 진행합니다.

## 2. 활용 사례: 만성 폐쇄성 폐질환(COPD) 환자 사례 보고서 작성

### (1) 사례 개요

한 내과 전문의는 만성 폐쇄성 폐질환(COPD)을 앓고 있는 환자 A의 사례를 보고서로 작성하려고 합니다. 보고서의 목적은 환자의 임상 경과와 치료 과정을 기록하고, 향후 치료 방향에 대한 논의를 통해 임상 경험을 공유하는 데 있습니다.

### (2) 단계별 활용 방법

1. **목차 및 구조 생성**

• 지도 의사는 ChatGPT에 "COPD 환자 사례 보고서의 목차를 제안해줘."라고 요청하여 아래와 같은 목차 초안을 받습니다.

  • 서론: COPD의 개요 및 보고서 목적
  • 환자 정보: 환자 A의 인적 사항 및 임상 배경
  • 진단 과정: 증상, 검사 결과, 최종 진단
  • 치료 과정: 약물 치료, 비약물 치료, 치료 반응
  • 결과 및 경과: 치료 효과 및 환자 상태 변화
  • 토론: 치료의 한계, 향후 관리 방안, 임상적 시사점
  • 결론 및 참고 문헌

2. **세부 내용 작성**

• **서론 작성:**
  * 예시 프롬프트: "COPD의 정의, 주요 위험 인자, 그리고 이 보고서의 필요성에 대해 서론 초안을 작성해줘."

• **환자 정보 및 진단 과정:**
  * 예시 프롬프트: "65세 남성 환자 A, 30년 흡연 경력, 만성 기침과 호흡 곤란 증상 등을 포함하여 환자 정보를 작성해줘."
  "환자 A의 검사 결과와 최종 진단 과정을 상세하게 기술해줘."

• **치료 및 경과 기술:**
  * 예시 프롬프트: "환자 A에게 적용된 약물 치료와 비약물 치료 방법, 치료 후 경과를 정리해줘."

- **토론 및 결론 작성:**
  - \* 예시 프롬프트: "환자 A 사례에 대해 치료의 효과와 한계, 향후 관리 방안에 대한 토론 초안을 작성해줘."

### 3. 문장 다듬기 및 최종 편집
- 작성된 초안은 ChatGPT의 도움으로 "더 전문적이고 명확하게 다듬어달라"는 요청을 통해 개선하고, 최종 문서로 구성합니다.
- 최종 보고서는 내부 검토 및 동료 리뷰를 거쳐 제출 준비를 완료합니다.

## (3) 최종 결과물 예시
- **제목:** "만성 폐쇄성 폐질환 환자 A 사례 보고서"
- **구성:**
  - **서론:** COPD의 정의, 위험 인자, 보고서 작성 목적
  - **환자 정보:** 65세 남성, 30년 흡연 경력, 주요 증상 및 임상적 배경
  - **진단 과정:** 임상 증상, 검사 결과(예: 폐기능 검사, 흉부 X선 등), 최종 진단
  - **치료 과정:** 적용된 약물, 비약물 치료, 치료 반응 및 경과
  - **토론:** 치료 효과, 한계점, 향후 관리 방안 및 임상적 시사점
  - **결론:** 주요 결과 요약 및 향후 연구 제안
  - **참고 문헌:** 관련 문헌 및 가이드라인 인용

## 결론
의료 분야에서 ChatGPT는 의료 문서 및 보고서 작성 시 목차 구성, 초안 작성, 세부 내용 기술, 언어 다듬기 등 여러 단계에서 유용하게 활용될 수 있습니다. 위 사례와 같이, 만성 폐쇄성 폐질환 환자의 사례 보고서를 작성하는 과정에서 ChatGPT를 활용하여 효율적으로 초안을 마련하고, 필요한 내용을 보완할 수 있으며, 최종적으로 전문가의 검토를 통해 신뢰성 높은 문서를 완성할 수 있습니다.

※ 주의: ChatGPT가 제공하는 초안과 아이디어는 참고 자료로 활용하며, 최종 문서의 정확성과 임상적 타당성은 반드시 의료 전문가의 검토 및 최신 연구 결과와 가이드라인을 반영하여 수정·보완해야 합니다.

## 3) 의료 데이터 정리

ChatGPT는 자연어 처리 능력을 바탕으로 비정형 데이터를 체계적으로 정리하고, 요약 및 분류 작업을 지원할 수 있다. 단, 의료 데이터의 민감성을 고려하여 개인정보 보호 및 보안 정책을 준수해야 한다. 다음은 ChatGPT를 활용하여 의료 데이터를 정리하는 방법과 그에 대한 사례를 보여 준다.

---

**Prompt 16.**

> 의료 분야에서 ChatGPT를 활용하여, 의료 데이터 정리하기 위한 방법과 그에 대한 사례를 제시해 줘.
> 지금 번역하기

---

**GPT o3-mini.**

---

**1. ChatGPT를 활용한 의료 데이터 정리 방법**

**(1) 데이터 요약 및 주요 정보 추출**

- **비정형 데이터 요약:**
  전자 건강 기록(EHR), 임상 노트, 진료 기록 등 텍스트로 작성된 의료 문서에서 주요 정보를 요약하도록 ChatGPT에 요청할 수 있습니다.
  * 예시 프롬프트: "다음 환자 기록에서 주요 진단, 치료 방법, 검사 결과를 요약해줘."

- **키워드 및 항목 추출:**
  긴 텍스트에서 환자의 이름, 나이, 진단명, 치료 내용 등 중요한 항목들을 추출하여 리스트 형태로 정리할 수 있습니다.
  * 예시 프롬프트: "이 의료 보고서에서 환자 이름, 나이, 주요 진단 및 치료 내용을 추출해줘."

**(2) 데이터 구조화 및 표 형식 정리**

- **표 형식으로 데이터 정리:**
  추출된 정보를 정리하여 가독성이 높은 표나 리스트 형태로 만들 수 있습니다.
  * 예시 프롬프트: "다음 환자 데이터를 표 형식으로 정리해줘. 항목은 환자 이름, 연령, 진단, 치료, 주요 검사 결과로 구성해줘."

- **데이터 카테고리 분류:**
  여러 환자 기록이나 진료 데이터를 "진단 정보", "치료 내용", "검사 결과" 등으로 분류하여 체계적으로 정리할 수 있습니다.

**(3) 데이터 정규화 및 문서화 지원**

- **용어 표준화:**
  의료 문서에 사용된 다양한 표현이나 약어를 표준 용어로 정리하도록 도와줍니다.
  \* 예시 프롬프트: "의료 기록에 나오는 'HTN', '고혈압' 등 용어를 통일하여 정리해줘."

- **데이터 사전 작성:**
  각 항목에 대한 정의와 설명을 포함한 데이터 사전을 작성하여, 나중에 데이터 분석이나 보고서 작성 시 참고 자료로 활용할 수 있습니다.

## 2. 활용 사례: 당뇨병 환자 데이터 정리

**(1) 사례 개요**

한 병원의 내과 부서에서는 당뇨병 환자의 임상 노트와 진료 기록을 정리하여, 환자별 진단, 치료 경과, 주요 검사 결과 등을 한눈에 확인할 수 있는 데이터베이스를 구축하고자 합니다. 이 과정에서 ChatGPT를 활용하여 비정형 텍스트 데이터를 표 형식의 구조화된 데이터로 전환하는 작업을 진행합니다.

**(2) 단계별 활용 방법**

1. **원본 데이터 수집 및 전처리**
   - **수집:**
     - 전자 건강 기록이나 진료 노트에서 당뇨병 환자의 데이터를 수집합니다.
   - **전처리:**
     - 민감 정보(예: 환자 ID, 개인정보)는 별도로 익명화한 후, 텍스트 데이터를 ChatGPT에 입력합니다.

2. **주요 정보 추출**
   - **프롬프트 예시:**
     "다음 텍스트에서 환자 이름, 연령, 진단(당뇨병 관련), 처방 받은 약물, 최근 혈당 수치 등의 정보를 추출해줘."
   - **결과:**
     ChatGPT는 제공된 텍스트 데이터를 분석하여, 각 환자의 주요 정보를 아래와 같이 리스트 형식으로 요약합니다.

   > 환자 A: 이름 - 김철수, 연령 - 55세, 진단 - 제2형 당뇨병, 처방 - 메트포르민, 최근 혈당 - 150 mg/dL
   > 환자 B: 이름 - 이영희, 연령 - 62세, 진단 - 제2형 당뇨병, 처방 - 인슐린 주사, 최근 혈당 - 180 mg/dL
   > …

3. **표 형식으로 데이터 정리**
   - **프롬프트 예시:**
     "위 정보를 표 형식으로 정리해줘. 표의 열은 '환자 이름', '연령', '진단', '처방', '최근 혈당'으로 구성해줘."

- 결과:

ChatGPT는 데이터를 아래와 같이 표로 정리하여 가독성을 높입니다.

| 환자 이름 | 연령 | 진단 | 처방 | 최근 혈당 |
|---|---|---|---|---|
| 김철수 | 55세 | 제2형 당뇨병 | 메트포르민 | 150 mg/dL |
| 이영희 | 62세 | 제2형 당뇨병 | 인슐린 주사 | 180 mg/dL |

### 4. 데이터 사전 및 용어 정리

- 프롬프트 예시:

"위 표에 나온 용어들(예: 제2형 당뇨병, 메트포르민, 인슐린 주사 등)에 대한 간단한 정의를 포함한 데이터 사전을 만들어줘."

- 결과:

ChatGPT는 각 항목의 정의와 설명을 추가하여, 데이터 활용 시 참고할 수 있는 문서를 생성합니다.

---

**결론**

의료 분야에서 ChatGPT를 활용하면, 비정형 의료 문서를 효과적으로 요약 및 추출하고, 체계적인 표 형식으로 정리할 수 있습니다. 위 사례와 같이, 당뇨병 환자의 임상 데이터를 ChatGPT로 정리하면, 개별 환자에 대한 주요 정보를 한눈에 파악할 수 있어 임상 의사 결정, 연구, 보고서 작성 등 다양한 목적으로 활용할 수 있습니다. 다만, 실제 적용 시에는 개인정보 보호 및 보안, 데이터의 정확성 검증 등의 절차를 반드시 준수해야 합니다.

# 생성형 AI 효과를 높이는
# 활용 길잡이는?

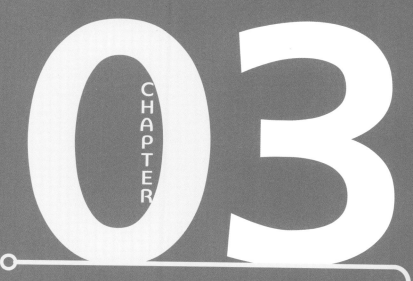

CHAPTER

03

ChatGPT of the people, by the people, for the people

의료 현장에서 ChatGPT는 진료 지원, 연구 보조, 환자 교육 등 다양한 방식으로 활용될 수 있다. 하지만 ChatGPT를 효과적으로 활용하려면 몇 가지 핵심적인 원칙과 전략을 이해하고 적용하는 것이 중요하다. 본 장에서는 ChatGPT의 활용성을 극대화하기 위해 필요한 핵심 원칙과 활용 길잡이에 대하여 살펴보고자 한다.

Chap. 1 헷갈리는 AI의 이해와! ChatGPT 바로 시작하기

Chap. 2 의료인의 주요 업무에서 ChatGPT 활용하기

Chap. 3 헷갈리는 AI 효과를 높이는 활용 길잡이는?

Chap. 4 헷갈리는 AI 문진과 저작권 그리고 검증

# 1. 자주 사용하는 프롬프트 저장

## 1.1 단축어 입력 개요

무료 ChatGPT에서 자주 사용하는 프롬프트를 저장하는 방법 중 하나는 단축어 입력을 활용하는 것이다. 이는 반복적으로 사용해야 하는 긴 프롬프트나 텍스트를 효율적으로 처리할 수 있는 방법으로, 짧은 단축어를 설정해 두면 자동으로 긴 문장이나 요청이 완성되는 방식이다.

이 방법은 반복적인 작업을 해야 하는 분야에서 특히 유용하다. 예를 들어, 의료 분야에서는 환자 기록을 자주 요약해야 하는 상황이나, 연구 보고서 초안을 작성할 때 자주 사용하는 템플릿을 저장하는 데 매우 효과적이다. 또한, 단축어 입력은 시간 절약뿐만 아니라 오류를 줄여 주는 장점도 있다. 단축어만 입력하면 매번 동일한 형식의 텍스트가 자동으로 생성되므로 일관된 품질의 결과를 얻을 수 있다. 이와 같이 단축어 입력은 ChatGPT의 활용도를 높이고 작업 효율성을 크게 향상시키는 방법 중 하나이다.

## 1.2 단축어 입력 예시

"환자 교육 자료를 작성해 줘. 쉬운 용어로 설명해 줘."라는 문장을 ";;mededu"라는 단축어에 저장해 보자. 저장 방법은 ChatGPT 프롬프트에 아래와 같이 입력하면 된다.

- Prompt: ;;mededu -> 환자 교육 자료를 작성해 줘. 쉬운 용어로 설명해 줘.

;;mededu -> 환자 교육 자료를 작성해 줘. 쉬운 용어로 설명해 줘.

**환자 교육 자료를 작성해 줘. 쉬운 용어로 설명해 줘.** 😊

["";;mededu -> 환자 교육 자료를 작성해 줘. 쉬운 용어로 설명해 줘."에 대한 입력 예시]

";;mededu"라는 단축어를 입력하면, 자동으로 "환자 교육 자료를 작성해 줘. 쉬운 용어로 설명해 줘."라는 텍스트가 입력되었다. 입력된 단축어를 사용하기 위해서는 프롬프트에 단축어만 입력하면 된다. ChatGPT 프롬프트에 아래와 같이 저장된 단축어를 입력해 보자.

- Prompt: ;;mededu

;;mededu

**환자 교육 자료를 작성해 줘. 쉬운 용어로 설명해 줘.** 😊

[저장된 단축어 ";;mededu"에 대한 답변 예시]

# 1.3 단축어와 관심 키워드 조합을 이용한 응용

단축어와 관심 키워드를 조합한 응용은 ChatGPT의 활용도를 극대화할 수 있는 강력한 방법이다. 사용자가 자주 사용하는 프롬프트를 단축어로 설정하고, 키워드에 따라 문장을 자동으로 변형할 수 있다. 예를 들어, ";;mededu 당뇨"와 같은 단축어를 입력하면 당뇨병에 관한 교육 자료가 자동으로 작성되며, ";;mededu 고혈압"을 입력하면 고혈압에 맞춰 자료가 생성된다. 이 방식은 시간 절약뿐만 아니라 각 주제에 맞는 맞춤형 정보를 제공하는 데 효과적이다. 또한, 다양한 관심 키워드를 활용해 특정 상황에 최적화된 정보를 제공할 수 있어, 더 높은 생산성과 정확성을 이끌어 낼 수 있다. 이를 통해 의료, 연구, 교육 등 다양한 분야에서 ChatGPT를 효율적으로 활용할 수 있다.

예를 들어, 프롬프트에 ";;mededu 당뇨"를 입력한다면 당뇨에 대한 환자 교육 자료인데, 쉬운 용어로 설명해 주는 결과가 얻어질 수 있음을 예상할 수 있다. ChatGPT 프롬프트에 아래와 같이 저장된 단축어와 관심 키워드를 입력해 보자.

• Prompt: ;;mededu 당뇨

;;mededu 당뇨

**당뇨병 교육 자료를 작성해 줘. 쉬운 용어로 설명해 줘.**

당뇨병은 혈당(혈액 속의 당) 수치가 너무 높은 상태를 말합니다. 우리 몸은 음식에서 얻은 당을 에너지로 사용해야 하는데, 당뇨병이 있으면 이 과정을 잘 할 수 없습니다. 이로 인해 혈당이 계속 높아지면, 여러 가지 건강 문제가 생길 수 있습니다.

**당뇨병 관리 방법**

1. **식사 관리**: 규칙적인 식사를 하고, 당분이 적고 영양이 풍부한 음식을 선택하세요. 과일, 채소, 통곡물, 저지방 단백질이 도움이 됩니다.

2. **운동**: 꾸준한 운동은 혈당을 낮추고, 체중을 관리하는 데 도움이 됩니다. 하루 30분 이상 걷거나 가벼운 운동을 시도해 보세요.

3. **혈당 체크**: 매일 혈당을 체크하여 관리 상태를 확인하세요. 의사와 상담하여 적절한 목표 혈당 범위를 설정하세요.

4. **약물 관리**: 의사의 처방에 따라 약물을 꾸준히 복용하세요.

이러한 관리 방법을 실천하면 당뇨병을 잘 관리할 수 있습니다. 꾸준한 관리로 건강한 생활을 유지하세요!

[";;mededu 당뇨"에 대한 답변 예시]

단축어와 관심 키워드를 조합한 결과는 ChatGPT의 활용 측면에서 매우 효과적이다. 이 단축어를 사용함으로써 관심 키워드에 관한 교육 자료를 자동으로 생성할 수 있어 시간을 크게 절약할 수 있다. 단축어와 키워드를 활용하면 반복적인 자료 작성을 자동화할 수 있어 효율성도 높일 수 있다. 또한, 다양한 질병이나 조건에 맞춰 교육 자료를 빠르게 변환할 수 있어 유연성과 확장성 또한 뛰어나다. 이처럼 ChatGPT를 활용한 자동화는 의료 분야에서 환자나 질병 정보 전달의 질을 높이는 데 중요한 역할을 한다.

## 1.4 단축어를 응용하여 환자 초진 차트 작성

ChatGPT에서 자주 사용하는 프롬프트를 저장하여 환자 초진 차트를 기록하는 방법은 단축어 활용 및 커스텀 프롬프트 설정을 통해 효율적으로 처리할 수 있다. 이를 위해서는 각 환자에 대한 정보를 빠르게 입력할 수 있는 템플릿을 만들고, 이를 단축어로 저장해 두면 편리하다. 예를 들어, 환자 초진 차트를 기록하는 기본 템플릿은 환자마다 동일하다. 환자 초진 차트 템플릿을 단축어에 저장해 보자. 먼저 초진 차트를 기록할 때 기본적으로 필요한 항목을 템플릿으로 만들어 보자.

• "환자 초진 차트 기본 템플릿"의 예시

| 환자 초진 차트 기록: |
| --- |
| - 이름: {환자 이름} |
| - 나이: {환자 나이} |
| - 성별: {환자 성별} |
| - 주 호소: {주 호소} |
| - 과거 병력: {과거 병력} |
| - 가족력: {가족력} |
| - 생활 습관: {생활 습관} |
| - 현재 상태: {현재 상태} |

위의 템플릿을 사용하여 자주 입력해야 하는 내용을 단축어로 설정할 수 있다. 예를 들어, ";;initialChart"라는 단축어를 설정하면 위와 같은 템플릿이 자동으로 불러와져서, 환자 이름, 나이, 주 호소 등을 입력하기만 하면 된다. ChatGPT 프롬프트에 아래와 같이 입력하여 초진 차트 템플릿을 ";;initialChart"라는 단축어로 저장해 보자.

• Prompt: ;;initialChart

---

환자 초진 차트 기록:

- 이름: {환자 이름}

- 나이: {환자 나이}

- 성별: {환자 성별}

- 주 호소: {주 호소}

- 과거 병력: {과거 병력}

- 가족력: {가족력}

- 생활 습관: {생활 습관}

- 현재 상태: {현재 상태}

---

• 초진 차트 템플릿을 ";;initialChart"라는 단축어로 저장한 예시

---

;;initialChart

환자 초진 차트 기록:
- **이름**: {환자 이름}
- **나이**: {환자 나이}
- **성별**: {환자 성별}
- **주 호소**: {주호소}
- **과거 병력**: {과거 병력}
- **가족력**: {가족력}
- **생활 습관**: {생활 습관}
- **현재 상태**: {현재 상태}

환자 초진 차트 기록:
• **이름**: {환자 이름}

• **나이**: {환자 나이}

- **성별**: {환자 성별}
- **주 호소**: {주호소}
- **과거 병력**: {과거 병력}
- **가족력**: {가족력}
- **생활 습관**: {생활 습관}
- **현재 상태**: {현재 상태}

위와 같은 형식으로 환자 초진 차트를 작성할 수 있습니다. 각 항목에 맞는 환자 정보를 추가하여 사용하세요!

단축어 ";;initialChart"에 초진 차트 템플릿이 저장되었다. 단축어 ";;initialChart"를 입력한 후, 환자 정보를 추가해 보자. ChatGPT 프롬프트에 아래와 같이 저장된 단축어와 환자 정보를 입력해 보자.

- **Prompt**: ;;initialChart

김철수

45

남

오른쪽 무릎 통증

없음

없음

흡연 하루 1갑

오른쪽 무릎 부종

• "환자 정보 입력에 의한 초진 차트"의 출력 예시

;;initialChart

김철수
45
남
오른쪽 무릎 통증
없음
없음
흡연 하루 1갑
오른쪽 무릎 부종

환자 초진 차트 기록:

- **이름**: 김철수
- **나이**: 45세
- **성별**: 남성
- **주 호소**: 오른쪽 무릎 통증
- **과거 병력**: 없음
- **가족력**: 없음
- **생활 습관**: 흡연(하루 1갑)
- **현재 상태**: 오른쪽 무릎 부종

이렇게 환자 초진 차트를 간단하게 작성할 수 있습니다. 추가로 필요한 정보나 수정이 있을 경우 쉽게 업데이트할 수 있습니다.

ChatGPT의 단축어와 초진 차트 템플릿을 이용하는 방법은 의료 현장에서 큰 장점을 제공한다. 우선, 시간 절약이 가장 큰 장점이다. 환자 초진 차트를 매번 처음부터 끝까지 작성하는 대신, 미리 설정한 템플릿과 단축어를 통해 기본 정보를 빠르게 기록할 수 있다. 이를 통해 의료진은 더 많은 시간을 환자와의 상호작용에 집중할 수 있게 된다.

또한, 정확성이 향상된다. 매번 수동으로 입력하는 대신, 템플릿을 사용함으로써 중요한 항목을 빠짐없이 기록할 수 있어 실수나 누락을 최소화할 수 있다. 템플릿을 기반으로 일정한 형식을 유지하면 일관성 있는 기록을 할 수 있으며, 의료 기관 내 다른 팀원들과의 협업에서도 유리하다.

효율성 또한 크게 개선된다. 단축어만 입력하면 초진 차트가 자동으로 작성되므로, 환자 방문 시 기록 작성에 드는 시간을 대폭 줄일 수 있다. 반복적인 업무가 자동화되면, 의료진은 다른 중요한 업무에 더 많은 시간을 할애할 수 있다.

마지막으로, 기록의 질도 향상된다. 템플릿을 통해 필수 항목을 모두 포함시킬 수 있기 때문에 환자의 상태와 치료 계획에 대해 더 체계적이고 정확한 정보를 제공할 수 있다. ChatGPT의 단축어와 템플릿을 적극적으로 활용하면 의료 서비스의 질을 높이고, 환자에게 더 나은 care를 제공할 수 있다.

## 2. ChatGPT의 한계를 이해하고 활용하기

### 2.1 진료 보조 AI 활용 시 임상적 판단과 병행하기

AI는 텍스트뿐만 아니라 코드, 데이터 분석, 이미지 생성 등의 다양한 형식을 지원한다. AI는 의학적 정보를 기반으로 추천할 수 있지만, 최종 판단은 반드시 의사의 임상 경험과 판단이 필요하다. AI가 제시한 진단이나 치료법을 참고하되, 환자의 개별적인 상황과거 병력, 생활 습관, 검사 결과 등을 종합적으로 고려해야 한다.

### 2.2 진료 보조 AI 활용과 임상적 판단 병행 사례

#### 1) 사례 1: AI가 폐암 가능성을 제시한 경우

- **AI 진단**: 환자의 흉부 X-ray 및 CT 영상을 분석한 AI가 폐암 가능성이 85%라고 평가함.
- **의사의 판단**:
  환자의 흡연 여부, 가족력, 기존 폐 질환 등을 종합적으로 검토
  조직 검사생검를 통해 암세포 유무 최종 확인
- **결론**: AI가 높은 확률을 제시했지만, 조직 검사 결과 양성이 아니어서 단순 폐 감염으로 판명됨.

이 경우, AI 예측을 참고하되, 최종 진단은 의사의 판단과 추가 검사 필요

Chap. 1 열어함 AI의 이해와
ChatGPT 바로 시작하기

Chap. 2 의료인의 주요 업무에서
ChatGPT 활용하기

Chap. 3 열어함 AI 효과를 높이는
활용 길잡이는?

Chap. 4 열어함 AI 윤리와 저작권
그리고 검증

## 2) 사례 2: AI가 당뇨 치료법을 추천한 경우

- **AI 추천**: 당뇨 환자의 혈당 데이터를 분석한 AI가 인슐린 치료 시작을 권장
- **의사의 판단**:

  환자의 생활 습관, 식단 관리, 운동량, 기존 약물 복용 여부 등을 확인

  환자가 최근 체중을 감량하고 식습관을 개선하여 약물 없이 혈당 조절 가능
- **결론**: AI의 권고와 달리, 인슐린 투여 없이 생활 습관 교정으로 혈당 조절 유지

결과적으로 AI가 제시한 치료법이 항상 최선은 아니며, 개별 환자의 상태를 고려한 의사의 판단이 중요

## 3) 사례 3: AI가 심장질환 위험을 예측한 경우

- **AI 분석**: 환자의 혈압, 콜레스테롤 수치, 심전도ECG 데이터를 바탕으로 5년 내 심장병 발병 위험이 높다고 평가
- **의사의 추가 평가**:

  환자의 운동 습관, 스트레스 수준, 가족력 등을 고려

  심장 초음파 검사 결과, 현재 즉각적인 치료가 필요하지 않음.
- **결론**: AI의 예측을 참고해 생활 습관 개선을 권고하고, 정기 검진으로 추적 관찰 결정

결과적으로 AI가 장기적 위험을 분석하는 데 유용하지만, 즉각적인 치료 결정은 의사의 종합적인 판단이 필요

## 4) 결론

AI는 데이터 기반 분석을 통해 의료진의 판단을 돕지만, 개별 환자의 특수한 상황생활 습관, 병력 등까지 완벽하게 반영하지 못하므로, AI의 진단과 치료법을 참고 자료로 활용하되, 최종 결정은 반드시 의사의 임상 경험과 판단을 병행해야 한다.

## 2.3 출처 확인 및 사실 검증

AI가 제공하는 정보는 신뢰할 수 있지만, 항상 최신 데이터나 정확한 정보를 보장하는 것은 아니다. 공식 문서나 신뢰할 수 있는 출처를 추가로 검토하는 것이 중요하다. 따라서 공식 출처 확인하여 AI의 답변을 정부 기관, 학술 논문, 기업 공식 웹사이트 등 신뢰할 수 있는 자료와 비교하고, AI의 학습 데이터가 최신이 아닐 수 있으므로 최신 데이터를 직접 확인하는 것이 중요하다. 또한, AI가 제공한 답변이 앞뒤가 맞는지 점검하고, 모순되는 내용이 없는지 검토해야 한다.

- **예:** "AI가 제공한 정보는 모두 정확할 거야."가 아니라, AI가 제공한 답변을 정부 공식 문서나 최신 뉴스와 비교하여 확인하자."

## 2.4 의료 AI의 한계를 이해하고 주의하기

AI는 데이터 기반으로 작동하기 때문에 오진 가능성, 윤리적 문제, 프라이버시 보호 등의 한계를 인식해야 한다. 환자 개인정보 보호를 위해 AI 활용 시 HIPAA미국, GDPR유럽, PIPA한국 등의 규정 준수가 필요하다. AI의 오류 가능성을 고려하여 최종 진단과 치료 결정은 항상 의사의 판단이 우선이어야 한다.

다음 절에서는 구체적인 키워드를 사용하면 AI가 더 정확하고 유용한 답변을 생성할 수 있는 상황을 보여 주고 있다. 의료 상황별로 활용할 수 있는 키워드와 이를 사용한 프롬프트 예시를 들어 설명하고 있다.

Chap. 1 역량형 AI의 이해와 ChatGPT 바로 시작하기

Chap. 2 의료진의 주요 업무에서 ChatGPT 활용하기

Chap. 3 역량형 AI 효과를 높이는 활용 전략이란?

Chap. 4 역량형 AI 윤리와 저작권 그리고 검증

## 3. 실무에서 활용 가능한 방법

# 3.1 의료 문서 및 기록 정리 작성 지원

### 1) 환자 설명 자료 초안 작성

환자에게 질환, 치료 방법, 생활 습관 개선 등을 설명할 때, ChatGPT를 활용하면 쉽게 이해할 수 있는 문서를 만들 수 있다.

---

**예시: '고혈압 관리 가이드' 초안**

▣ **고혈압이란?**

혈압이 정상보다 높은 상태로, 장기간 지속되면 심장병, 뇌졸중 등의 위험이 증가합니다.

- 생활 습관 관리 방법
- 짠 음식 줄이기
- 규칙적인 운동 (하루 30분 걷기)
- 금연 및 절주
- 트레스 관리 (명상, 취미 생활)
- 약물 치료
  의사가 처방한 약을 규칙적으로 복용하세요.
  약을 갑자기 끊으면 위험할 수 있으니 반드시 의료진과 상의하세요.

---

이처럼 ChatGPT를 활용하면 쉽고 체계적인 환자 교육 자료를 빠르게 작성할 수 있다.

## 2) 연구 논문 요약 및 정리

의료진이 연구 논문을 빠르게 파악할 수 있도록 핵심 내용을 요약하는 데 ChatGPT를 활용할 수 있다.

### 예시: 논문 요약 요청 프롬프트

· "이 논문의 핵심 내용을 200자 이내로 요약해줘."

"이 논문의 연구 방법과 결과를 한눈에 보기 쉽게 정리해줘."

### 예시: 논문 요약 결과

· **논문 제목**: "고혈압 환자에서 DASH 식단의 효과"

· **요약**: 이 연구는 고혈압 환자 500명을 대상으로 DASH 식단의 효과를 분석한 결과, 6개월간 평균 수축기 혈압이 10mmHg 감소한 것을 확인했다. 연구 결과는 DASH 식단이 고혈압 관리에 효과적임을 시사한다.

이처럼 ChatGPT를 활용하면 논문을 빠르게 요약하고, 필요한 정보만 정리할 수 있어 연구 속도를 높이는 데 도움이 된다.

## 3) 진료 기록 정리 및 보고서 초안 작성

환자의 진료 기록을 체계적으로 정리하고, 보고서 초안을 작성하는 데도 활용할 수 있다.

### 예시: 진료 기록 요약 요청 프롬프트

"다음 환자의 진료 기록을 간략히 요약해줘."

"이 진료 기록을 정리해서 환자의 상태를 한눈에 파악할 수 있도록 만들어줘."

Chap. 1 영역별 AI의 이해와 ChatGPT 바로 시작하기

Chap. 2 의료진의 주요 업무에서 ChatGPT 활용하기

Chap. 3 영역별 AI 효과를 높이는 활용 꿀팁이는?

Chap. 4 영역별 AI 윤리와 저작권 그리고 규정

**환자 진료 기록 요약**
- **환자 정보:** 55세 남성, 고혈압 및 당뇨병 병력
  - **주요 증상:** 어지러움, 가슴 두근거림
  - **검사 결과:** 혈압 145/90mmHg, 공복 혈당 130mg/dL

혈압 조절을 위한 A약 처방
저염식 및 규칙적인 운동 권장
2주 후 재검진 예정

이처럼 ChatGPT를 활용하면 진료 기록을 정리하여 의료진 간 공유가 용이하고, 환자 관리가 체계적으로 이루어질 수 있다.

## 4) 결론

의료 문서 작성은 시간과 노력이 많이 드는 작업이지만, ChatGPT를 활용하면 환자 설명 자료, 연구 논문 요약, 진료 기록 정리를 더욱 빠르고 효율적으로 수행할 수 있다. 업무 부담을 줄이고, 문서의 일관성과 가독성을 높이는 데 큰 도움이 될 것이다.

## 3.2 의료 교육 및 환자 커뮤니케이션

ChatGPT는 복잡한 의학 개념을 쉽게 풀어 설명하고, 환자와의 원활한 소통을 돕는 도구로 활용될 수 있다. 이를 효과적으로 사용하는 방법을 살펴보겠다.

### 1) 어려운 의학 개념을 환자 친화적인 용어로 변환

환자들은 전문 의학 용어에 익숙하지 않기 때문에 이해하기 쉬운 언어로 설명하는 것이 중요하다. ChatGPT를 활용하면 다음과 같은 방식으로 변환할 수 있다.

> **예시**
>
> **원래 표현:** "당뇨병 환자는 인슐린 저항성이 증가하여 혈당 조절이 어렵습니다."
> **변환된 표현:** "당뇨병이 있으면 몸이 혈당을 조절하는 데 어려움을 겪어요. 그 이유는 혈당을 낮추는 역할을 하는 인슐린이 제대로 작동하지 않기 때문이에요."

이처럼 ChatGPT에게 "일반인이 이해하기 쉽게 바꿔 줘."라고 요청하면 쉽게 변환된 설명을 받을 수 있다.

### 2) 의료 상담을 위한 설명 스크립트 생성

ChatGPT를 활용해 어려운 의학 개념을 환자 친화적인 용어로 변환하거나 환자와의 의료 상담을 위한 설명 자료 생성이 가능하다. 그 밖에도 의료 지침을 쉽게 정리하여 전달할 수 있다.

> **예시: 고혈압 상담 스크립트**
>
> "안녕하세요, 혈압이 높다는 것은 혈관에 압력이 많이 걸린다는 뜻입니다. 혈압이 높아지면 심장이 더 열심히 일해야 해서, 시간이 지나면서 혈관이 손상될 수 있어요. 하지만 생활 습관을 바꾸고 약을 잘 복용하면 건강한 혈압을 유지할 수 있습니다. 예를 들어 짠 음식을 줄이고, 꾸준히 운동하며, 규칙적으로 혈압을 측정하는 것이 중요합니다. 궁금한 점이 있으면 언제든지 말씀해 주세요."

이처럼 일관성 있고 명확한 설명을 위한 대본을 미리 준비하면 상담이 훨씬 효율적이다.

## 3) 의료 지침을 쉽게 정리하여 전달

환자가 치료 계획을 잘 따를 수 있도록 의료 지침을 간단하고 이해하기 쉽게 정리할 수 있다.

| 예시: 위염 환자를 위한 생활 습관 가이드 |
| --- |
| 자극적인 음식(매운 음식, 기름진 음식, 술, 커피) 피하기<br>식사를 규칙적으로 하고, 늦은 밤 야식 삼가기<br>스트레스 관리하기 (명상, 가벼운 운동 등)<br>식후 바로 눕지 않기 – 최소 2시간 후 눕기<br>증상이 지속되면 정해진 시간에 약 복용하기 |

이처럼 ChatGPT를 활용하면 복잡한 내용을 한눈에 보기 쉽게 정리할 수 있어 환자의 이해도와 실천 가능성을 높일 수 있다.

## 4) 결론

ChatGPT를 활용하면 환자 친화적인 설명을 제공하고, 상담 스크립트와 의료 지침을 쉽게 정리할 수 있다. 이를 통해 환자의 이해도를 높이고 치료 순응도를 개선할 수 있으며, 의료진의 상담 부담도 줄어들 것이다.

# 4. ChatGPT를 더욱 효과적으로 사용하는 팁

ChatGPT를 단순한 질문 응답 도구가 아닌 의료 업무 전반을 지원하는 강력한 도구로 활용할 수 있다. 이를 극대화하는 몇 가지 예를 소개하겠다.

## 4.1 전문적인 플러그인 및 데이터베이스 연동

의학 정보의 정확성을 높이기 위해 신뢰할 수 있는 의료 데이터베이스와 함께 사용하면 더욱 효과적이다

**예시: 활용 가능한 데이터베이스 & 도구**

**PubMed:** 최신 연구 논문 검색 및 요약
**UpToDate:** 최신 진료 지침 및 임상 의사 결정 지원
**Cochrane Library:** 근거 중심 의학(EBM) 리뷰 확인
**WHO, CDC, NIH:** 공신력 있는 글로벌 의료 정보 참조

**예시: 활용 방법**

"PubMed에서 2023년 이후 발표된 당뇨병 치료 최신 연구를 요약해줘."
"UpToDate에서 현재 고혈압 2차 치료제 권장 사항을 찾아줘."

이처럼 ChatGPT와 전문 데이터베이스를 함께 활용하면 최신 의학 정보를 빠르게 확인하고, 보다 신뢰성 있는 진료를 수행할 수 있다.

## 4.2 의료진 간 협업에 활용

ChatGPT는 의료진이 함께 업무를 수행할 때, 정보 공유 및 문서 정리를 간소화하는 데 도움이 된다.

### 1) 회진 전 요약 및 환자 상태 정리

환자의 최근 검사 결과 및 경과를 요약하여 회진 전에 빠르게 확인

"환자 A의 지난 3주간 혈압 변화를 요약해줘."

### 2) 팀 회의 자료 정리

다학제 회의, 증례 회의 등의 요약 및 보고서 작성 지원

"오늘 심장내과 회의에서 논의된 주요 내용을 정리해줘."

### 3) 전공의 및 의료진 교육 지원

의학 논문, 최신 치료 지침, 증례 정리를 통해 교육 자료로 활용

"전공의를 위한 신경과 임상 사례 발표 자료를 정리해줘."

이처럼 의료진 간 정보 공유와 협업이 필요한 모든 과정에서 ChatGPT를 활용하면 업무 효율성을 높일 수 있다.

## 4.3 반복적인 행정 업무 간소화

비의료적인 업무에도 ChatGPT를 활용하면 행정 부담을 줄이고, 중요한 진료에 집중할 수 있다.

### 1) 이메일 및 보고서 작성 자동화

환자 또는 동료 의료진에게 보낼 이메일 초안 생성

"환자 보호자에게 보낼 수술 전 주의 사항 안내 이메일을 작성해줘."

### 2) 일정 조정 및 관리 지원

회진, 진료 일정, 연구 발표 등 중요한 일정 관리

"4월 10일에 있는 내 연구 발표 준비 체크리스트를 만들어줘."

### 3) 의료 문서 및 행정 서류 정리

연구 보고서, 의료 지침 요약, 병원 내 공지문 작성

"의료진을 위한 감염 예방 수칙 안내문을 작성해줘."

이처럼 단순 행정 업무를 줄이면, 의료진이 환자 진료와 연구에 더 집중할 수 있다.

Chap. 1 영역별 AI의 이해와 ChatGPT 바로 시작하기

Chap. 2 의료진의 주요 업무에서 ChatGPT 활용하기

Chap. 3 영역별 AI 효과를 높이는 활용 길잡이는?

Chap. 4 영역별 AI 윤리와 저작권 그리고 검증

## 4) 결론

ChatGPT는 단순한 질의응답 도구가 아니라, 의료진의 업무 효율을 극대화하고 협업을 지원하는 강력한 도구이다. 전문 의료 데이터베이스와 함께 사용하고, 팀 협업 및 정보 공유에 활용하며, 반복적인 행정 업무를 자동화하면 더욱 효율적인 의료 환경을 구축할 수 있다.

# 5. 의료 상황별로 활용할 수 있는 키워드와 이를 사용한 프롬프트 예시

## 5.1 진단 보조

**키워드:**

나이, 성별, 주요 증상, 증상 발생 기간, 동반 증상, 병력, 검사 결과

**프롬프트 예시:**

"40세 남성, 3일간 발열(38.5℃)과 마른기침이 있음. 최근 해외여행 이력 없음. 가능한 진단 목록과 추가로 필요한 검사 제안해줘."

"30세 여성, 체중 감소, 야간 발한, 만성 기침 증상 있음. 결핵 가능성을 포함한 감별 진단을 알려줘."

## 5.2 치료 옵션 비교

**키워드:**

질환 이름, 환자 상태, 약물 이름, 치료 효과, 부작용, 대체 치료법

**프롬프트 예시:**

"65세 남성, 고혈압으로 인한 신부전 초기 진단. ARB 계열과 ACE 억제제의 장단점을 비교하고 추천해줘."

"40세 여성, 류머티즘성 관절염으로 인해 메토트렉세이트를 복용 중. 대체 약물 옵션과 각 약물의 부작용 비교를 설명해줘."

## 5.3 환자 상담 자료 작성

키워드:

질환 이름, 일반적인 설명, 치료법, 생활 습관, 환자 이해를 돕는 표현

프롬프트 예시:

"고혈압의 원인, 증상, 치료 방법, 그리고 환자가 지켜야 할 생활 습관을 간단한 문장으로 설명해줘."

"당뇨병을 처음 진단받은 환자에게 질병의 개요와 혈당 관리 방법을 설명하는 상담 자료를 만들어줘."

## 5.4 검사 해석과 추가 제안

키워드:

검사 이름, 주요 수치, 정상 범위, 환자 상태, 추가로 필요한 검사

프롬프트 예시:

"40세 남성, CBC 검사 결과에서 백혈구 수치가 높음(WBC 15,000/mm$^3$). 가능한 원인과 추가 검사를 제안해줘."

"50세 여성, 갑상선 기능 검사에서 TSH가 낮고 fT4가 높은 결과. 가능한 진단과 필요한 추가 검사 목록을 알려줘."

## 5.5 의학 논문 및 지침 요약

키워드:

질환 이름, 논문 제목, 특정 정보 요청, 지침 최신 정보

프롬프트 예시:

"COVID-19 관련 최신 치료 가이드라인을 요약하고, 주요 권고 사항을 3줄로 정리해줘."

"심부전 환자에서 베타 차단제 사용에 관한 최신 연구 결과를 요약하고, 임상적 적용 가능성을 설명해줘."

## 5.6 응급 상황 대처법

키워드:

응급 증상, 환자 상태, 초기 대응 방법, 추가 조치

프롬프트 예시:

"응급실에 온 45세 남성, 흉통과 호흡곤란 호소. 심근경색 가능성을 고려한 초기 평가 및 응급 처치 단계를 알려줘."

"20세 여성, 알레르기 반응으로 인한 얼굴 부족과 호흡곤란. 에피네프린 투여 후 추가 조치 계획을 제시해줘."

Chap. 1 쌩초보 AI의 이해와 ChatGPT 바로 시작하기

Chap. 2 의료진의 주요 업무에서 ChatGPT 활용하기

Chap. 3 쌩초보 AI 효과를 높이는 활용 꿀팁이는?

Chap. 4 쌩초보 AI 윤리와 저작권 그리고 전망

## 5.7 예방 및 건강관리

**키워드:**

나이, 성별, 건강검진, 생활 습관, 질병 예방 팁

**프롬프트 예시:**

"50대 남성을 위한 심혈관 질환 예방 전략과 건강검진 항목을 정리해줘."

"30대 여성, 비만으로 인해 대사증후군 위험이 있음. 권장되는 식단과 운동 계획을 작성해줘."

## 5.7 AI를 '도구'로 활용하되, 의사의 전문성이 최우선

AI는 의료 현장에서 문서 작업 자동화, 데이터 분석, 환자 교육, 진료 지원 등에 강력한 도구가 될 수 있다. 하지만 AI를 절대적인 판단 도구로 사용해서는 안 되며, 의사의 경험과 임상적 판단이 항상 중심이 되어야 한다. AI를 효율성 향상 및 환자 케어 보조 도구로 활용하면, 더 나은 의료 서비스를 제공할 수 있다.

# 6. 답변의 신뢰도를 확인하는 방법

## 6.1 출처 확인(Cross-Checking Sources)

AI가 제공하는 정보의 출처를 직접 확인하거나 신뢰할 수 있는 외부 자료와 비교한다.

예를 들어, AI에 "2023년 한국의 출산율은 얼마인가?"라고 물었을 때 AI가 "약 0.78명"이라고 답변한다면, 통계청, UN, OECD 같은 공식 기관의 최신 자료를 직접 확인해 동일한 값을 가졌는지 검증해야 한다. 이때 주의할 점으로는 AI가 제공하는 정보에 출처가 포함되지 않는 경우도 많으므로 "출처를 알려 줘."라고 요청하거나 직접 검색해 보는 것이 중요하다. 'AI가 맞다고 했으니 맞겠지'라며 무조건 신뢰하면 위험하다.

## 6.2 최신 정보 여부 확인(Check for Recent Updates)

AI는 학습 데이터가 특정 시점 이후 업데이트되지 않을 수 있으므로 최신 정보인지 직접 검색해서 확인한다. 일례로 AI에 "대한민국 최저임금은 얼마인가?"라고 물었을 때 AI가 "2023년 기준 9,620원"이라고 답변했다면, 현재가 2025년이면 고용노동부 또는 정부 공식 웹사이트에서 최신 최저임금 정보를 확인해야 한다. 이 경우에도 경제, 정치, 법률, 의학 등의 분야에서는 정보가 빠르게 변하므로 최신 데이터를 직접 확인하는 것이 필수적이다. AI가 과거 데이터를 기반으로 답변할 수도 있으므로, "가장 최신 정보를 반영한 답변을 해 줘."라고 요청하는 것도 한 방법이다.

Chap. 1 알아야 AI의 이해와 ChatGPT 바로 시작하기

Chap. 2 일상전인 주요 업무에서 ChatGPT 활용하기

Chap. 3 알아야 AI 효과를 높이는 활용 길라잡이는?

Chap. 4 알아야 AI 윤리와 저작권 그리고 검증

## 6.3 공식 문서 및 전문가 의견과 비교(Verify with Experts or Official Documents)

AI의 답변을 신뢰할 수 있는 공식 문서나 전문가의 의견과 비교해 본다. 일례로, AI에 "한국의 연금 개혁 주요 내용은?"이라고 물었을 때 AI가 "연금 지급 연령이 65세에서 68세로 상향될 예정"이라고 답변했다면, 실제로 보건복지부, 국민연금공단 등의 공식 자료를 찾아 해당 정보가 정확한지 확인해야 한다. 또한, 추가로 연금 전문가의 분석 기사나 논문을 확인하여 AI 답변과 비교할 수도 있다. 주의할 점으로는 AI는 가짜 정보를 생성할 수도 있으며, 정부의 공식 개정안과 다를 수 있다. "이 정보는 어디서 나온 것인가?"라고 AI에 직접 물어보는 것도 도움이 된다.

## 6.4 논리적 일관성 확인(Check for Logical Consistency)

AI의 답변이 내부적으로 논리적 모순이 없는지 확인한다. 예를 들어, AI에 "한국에서 출산율이 높아지는 이유는?"이라고 물었을 때 AI가 "출산율이 높아지는 요인은 A, B, C입니다."라고 답변했는데, "한국 출산율의 최근 변화를 알려 줘"라고 물었을 때는 "출산율은 계속 감소하고 있습니다."라고 답하면 모순이 발생한다. 이런 경우, AI의 첫 번째 답변이 오류일 가능성이 크므로 추가 검증이 필요하다. 이때 주의할 점은 AI는 일반적인 패턴을 기반으로 답변을 생성하므로 질문을 바꿔서 다시 물어보는 것이 유용할 수 있다. "이전에 말한 내용과 모순이 있는 것 같은데, 설명해 줘."라고 AI에 피드백을 요청하면 논리 오류를 바로잡을 수도 있다.

## 6.5 AI의 한계 이해하기(Understand AI's Limitations)

AI의 한계를 인지하고, 특정 유형의 질문에 대해 주의해서 사용한다. AI에 "암 치료를 위한 최선의 방법은?"이라고 물었을 때 AI가 "화학요법이 가장 효과적입니다."라고 답변하면, 환자의 상태에 따라 다르므로 전문의 상담이 필요하다는 점을 명확히 해야 한다. "이 정보는 의료 전문가의 의견을 대신할 수 없습니다."라고 AI에 확인하도록 요청할 수도 있다. 이 경우, AI는 의학, 법률, 금융 등 전문적인 판단이 필요한 분야에서 오답을 생성할 가능성이 크므로 주의해야 한다. "이 답변이 확실한가?", "출처를 확인할 수 있는가?"라고 추가 질문을 던지는 것이 중요하다.

## 6.6 AI에 자체 검토 요청(Ask AI to Review Its Own Response)

AI에 자체적으로 답변을 검토하도록 요청한다. 예를 들어, AI에 "한국 노동법상 해고 절차는 어떻게 되는가?"라고 물었을 때, AI가 "1. 사전 통보, 2. 해고 사유 설명, 3. 법적 보호 조치" 등의 답변을 했다면, "이 답변에 오류가 있을 가능성이 있는지 스스로 검토해 줘."라고 요청하면 AI가 자체적으로 오류를 수정할 수도 있다. 이 경우도, AI도 오류를 인식하지 못할 수 있으므로 추가적인 확인이 필요하다. 답변을 다르게 요청해서 AI의 일관성을 점검하는 것도 좋은 방법이다.

Chap. 1 생성형 AI의 이해와 ChatGPT 바로 시작하기

Chap. 2 일상과 주요 업무에서 ChatGPT 활용하기

Chap. 3 생성형 AI 효과를 높이는 활용 길잡이는?

Chap. 4 생성형 AI 윤리와 저작권 그리고 검증

# 6.7 AI 답변을 무조건 신뢰하지 말고, 검증하는 습관이 필요하다!

**신뢰도를 높이는 핵심 방법 요약**

1) 출처를 확인하라: AI가 제공하는 정보가 공신력 있는 곳에서 온 것인지 검증한다.

2) 최신 정보인지 체크하라: AI가 오래된 데이터를 기반으로 답할 가능성이 있다.

3) 전문가 의견과 비교하라: 특히 법률, 의학, 과학 등의 분야에서는 전문가 의견이 필수적이다.

4) 논리적 일관성을 검토하라: 같은 질문을 다르게 표현해서 다시 물어보면 오류를 발견할 수 있다.

5) AI에 자체 검토를 요청하라: AI에 오류 가능성을 직접 검토하도록 할 수도 있다.

6) AI의 한계를 이해하라: AI는 가짜 정보를 생성할 수도 있고, 판단력이 부족할 수 있다.

AI는 강력한 도구지만, 신뢰할 수 있는 정보인지 직접 검증하는 과정이 필수적이다. AI를 '참고 자료'로 활용하고, 최종 판단은 반드시 본인이 확인한 신뢰할 수 있는 자료를 기반으로 내려야 한다!

# 생성형 AI 윤리와 저작권 그리고 검증

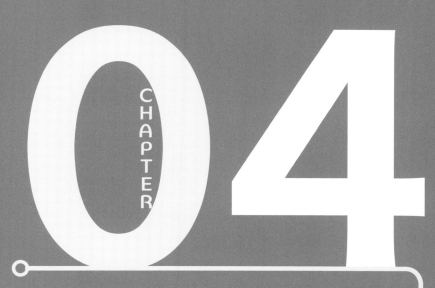

CHAPTER

04

ChatGPT of the people, by the people, for the people

# 1. 생성형 AI 사용과 관련된 주요 윤리 문제 및 저작권 침해

생성형 인공지능AI은 텍스트, 이미지, 오디오, 비디오 등 다양한 형태의 콘텐츠를 생성할 수 있는 강력한 기술이다. 하지만 동시에 다양한 윤리적 문제를 야기하기도 한다.

## 1.1 허위 정보 및 딥페이크

생성형 AI는 매우 사실적인 허위 정보나 딥페이크를 쉽게 만들어 낼 수 있다. 이는 개인의 명예 훼손, 사회적 혼란, 정치적 선동 등 다양한 문제를 야기할 수 있다. 특히 딥페이크는 특정 인물의 얼굴이나 목소리를 조작하여 가짜 영상이나 음성 파일을 만드는 기술로, 악용될 경우 심각한 피해를 초래할 수 있다. 생성형 AI는 의료 분야에서도 다양한 방식으로 활용될 수 있지만, 동시에 허위 정보 및 딥페이크와 관련된 심각한 윤리적 문제를 야기할 수 있다.

### 1) 가짜 질병 정보

생성형 AI는 특정 질병에 대한 가짜 정보를 쉽게 생성할 수 있다. 예를 들어, 존재하지 않는 질병에 대한 설명이나 치료법을 만들어 온라인에 유포할 수 있다. 이는 환자들에게 혼란을 야기하고 잘못된 치료를 받도록 유도할 수 있다. 캐나다 토론토대학 연구팀은 ChatGPT가 영상의학과 전문의 시험에서 일부 오답을 자신감 있게 제시하는 경향이 있음을 발견하였으며, 이는 AI가 그럴듯한 설득력 있는 답변을 생성하는 경향이 있어, 이를 유일한 출처로 활용할 경우 매우 위험하다고 지적하였다. 또한, ChatGPT를 활용하여 알츠

하이머병, 암, 우울증 등 세 가지 질병에 대해 가짜 논문을 생성한 연구도 있다. 이러한 연구는 생성형 AI 도구의 잠재적인 위험성을 강조하고 있다. 따라서 결과물에 대해서 검증 또는 정확한 출처를 찾아보는 것이 필요하다.

---

**Prompt**

> 챗GPT를 활용하여 알츠하이머병, 암, 우울증 등 세 가지 질병에 대해 가짜 논문을 생성한 연구도 있다. 이러한 연구는 생성형 AI 도구의 잠재적인 위험성을 강조하고 있다.
> 실제 사례가 있는지 알려주세요

---

**GPT 4o**

생성형 AI 도구를 활용하여 가짜 논문을 생성하는 연구는 실제로 존재하며, 이는 이러한 도구의 잠재적인 위험성을 강조하고 있다. 예를 들어, 2019년 발표된 'PaperRobot'이라는 시스템은 대량의 기존 논문을 분석하여 새로운 아이디어를 생성하고, 제목에서부터 초록, 결론, 향후 연구 방향까지 논문의 주요 요소를 자동으로 작성하는 기능을 선보였다.

https://arxiv.org/abs/1905.07870?utm_source=chatgpt.com

또한, 2024년에는 브리티시컬럼비아대학(UBC) 연구팀이 'AI 과학자'를 개발하여, 이 시스템이 독립적으로 실험을 설계하고 수행하며 그 결과를 바탕으로 논문을 작성하는 과정을 시연했다.

https://www.wired.com/story/ai-scientist-ubc-lab/?utm_source=chatgpt.com

이러한 연구들은 생성형 AI가 과학 연구의 자동화에 기여할 수 있는 가능성을 보여 주는 동시에, 가짜 논문 생성 등으로 인한 학계의 신뢰도 저하와 같은 위험성에 대한 경각심을 일깨워 주고 있다.

---

### 2) 가짜 의료 전문가

생성형 AI는 가짜 의료 전문가를 만들어 낼 수 있고, 생성한 가짜 의사나 약사 프로필을 통해 환자들에게 잘못된 의료 조언을 제공할 수 있다. 예를 들어, 한 건강기능식품 회사는 AI가 생성한 의사 이미지를 사용하여 영양제 광고를 제작하였으며, 이러한 이미지는 실제 의사처럼 보이도록 정교하게 만들어져 소비자들이 쉽게 속을 수 있다.[1]

---

1) https://www.hankyung.com/article/2024111144811?utm_source=chatgpt.com

또한, AI를 이용한 가짜 처방전 발급 사례도 발생하였다. 한 온라인 AI 처방 서비스에서는 사용자가 입력한 증상에 따라 전문의약품 이름을 포함한 처방전을 생성하였고, 일부 약국에서는 이를 실제 처방전으로 오인하여 약을 조제한 사례도 있었다.[2] 이러한 사례들은 생성형 AI가 가짜 의료 전문가를 만들어 내어 잘못된 의료 정보를 제공할 수 있음을 보여 주며, 이는 환자들에게 심각한 위험을 초래할 수 있다.

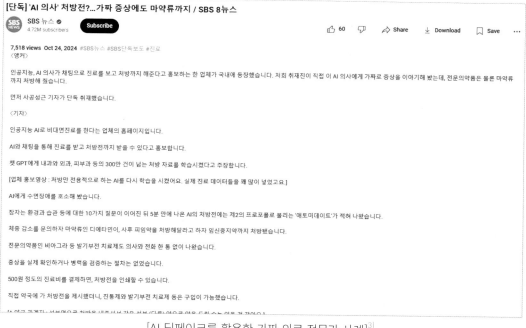

[AI 딥페이크를 활용한 가짜 의료 전문가 사례][3]

위 기사에 대한 내용을 요약하면 다음과 같다. "마이클 모슬리 박사는 현재 생존해 있는데, 사기꾼들이 AI 딥페이크 기술을 사용하여 그의 영상을 조작하고, 당뇨병 및 고혈압에 대한 가짜 치료법을 홍보하는 사례가 보고되었다. 이러한 사기 행위는 AI 기술의 악용으로 인한 심각한 문제를 보여 준다. 이러한 사례들은 AI 기술이 의료 분야에서 악용될 수 있는 가능성을 보여 주며, 딥페이크 기술을 이용한 가짜 의료 전문가나 치료법에 대한 경각심을 높여야 한다는 것을 강조한다."

2) https://www.youtube.com/watch?v=TBPb-YG8Auk
3) the-sun.com - Sick scammers use AI 'deepfakes' of late TV doc Michael Mosley to peddle sham cures for diabetes and high blood pressure.

### 3) 딥페이크 의료 영상

딥페이크 기술을 사용하여 의료 영상을 조작할 수 있다. 예를 들어, 환자의 CT나 MRI 영상을 조작하여 실제와 다른 결과를 보여 주거나, 의료 전문가의 딥페이크 영상을 만들어 환자에게 잘못된 정보를 전달할 수 있다. 현재까지 이러한 악용 사례가 실제로 발생했다는 구체적인 보고는 없지만, 딥페이크 기술의 발전으로 인해 이러한 위험성이 존재한다는 우려가 제기되고 있다. 따라서 의료 영상의 무결성을 보장하고, 딥페이크 기술의 악용을 방지하기 위한 보안 대책과 규제의 필요성이 강조되고 있다.

### 4) 오진 및 오치료

생성형 AI가 생성한 허위 정보를 바탕으로 오진이나 오치료가 발생할 수 있다. 특히 희귀 질환이나 복잡한 질병의 경우, AI가 생성한 부정확한 정보로 잘못된 판단을 내릴 수 있다.

"이러한 우려는 캐나다 토론토대학 연구팀이 지난 16일 북미영상의학회 학술지인 《Radiology》에 발표한 논문에서도 드러났다. 연구팀은 OpenAI가 개발한 AI인 ChatGPT의 이전 모델인 GPT-3.5와 최신 모델인 GPT-4로 영상의학과 전문의 시험을 봤다. 연구팀은 캐나다 영상의학과 전문의 협의회와 미국영상의학회 전문의 시험에서 발췌해 총 150문제를 마련했는데, 문제는 기본적인 이해와 암기 등 저차원적인 사고 문제 61문항과 임상에의 적용, 계산 등 고차원적 사고가 필요한 문제 89문항으로 이뤄졌다. 그 결과, GPT-3.5는 총 150문항 중 104개를 맞춰 69%의 정답률을 보여 합격선인 70%에 근접했으며, GPT-4는 150문항 중 121개를 맞춰 정답률 81%를 기록했다. 문항별로 살펴봤을 때, GPT-3.5는 저차원적 문제에서 84%의 높은 정답률을 보인 반면 고차원적인 생각이 필요한 문제에서는 60%의 정답률을 기록했다. GPT-4는 저차원적인 사고가 필요한 문제에서 80%의 정답률을, 고차원적인 사고 문제에서는 81%를 달성해 정확도가 크게 향상된 것으로 나타났다. 그러나 연구팀은 ChatGPT가 정확하지 않은 답변을 보이는 경우에도 일관되게 자신감 있는 언어를 사용한 것에 주목했다. 정답이 아니더라도 그럴듯하게 대답을 출력하기에 사용자의 주의가 필요하다는 지적이다."[4]

---

4) 출처: 청년의사(http://www.docdocdoc.co.kr)

또한, 미국 코헨아동의료센터의 연구진은 ChatGPT 3.5 버전을 대상으로 10년간 JAMA와 NEJM에 보고된 100건의 진단 사례를 입력한 결과, ChatGPT가 정확한 진단을 내린 경우는 17%에 불과하였으며, 72%는 잘못된 진단, 11%는 임상적으로 관련이 있지만 정확한 진단으로 보기 어려운 결과를 나타냈다.

이러한 사례들은 생성형 AI가 생성한 부정확한 정보에 의존할 경우 오진이나 오치료로 이어질 수 있음을 보여 준다. 따라서 의료 분야에서 AI를 활용할 때는 반드시 전문가의 검토와 확인을 거쳐야 하며, AI의 조언을 유일한 진단 근거로 삼는 것은 지양해야 한다.

## 5) 환자 불안 및 불신

생성형 AI가 생성한 가짜 정보는 환자들에게 불안감을 조성하고 의료 전문가에 대한 불신을 심화시킬 수 있다. 특히 딥페이크 영상이나 가짜 뉴스를 통해 의료 전문가의 이미지가 훼손될 경우 환자들의 불신은 더욱 커질 수 있다.

## 6) 의료 윤리 위반

생성형 AI를 이용하여 환자의 동의 없이 개인 의료 정보를 유출하거나, 의료 전문가의 명예를 훼손하는 등 의료 윤리를 위반하는 사례가 발생할 수 있다. 현재까지 이러한 구체적인 사례가 공식적으로 보고되지는 않았지만, 이러한 위험성을 예방하기 위해 정부와 관련 기관들은 윤리 지침을 마련하고 있다. 예를 들어, 질병관리청 국립보건연구원은 디지털 헬스케어 분야에서 생성형 AI의 연구 윤리 가이드라인을 개발 중이며, 이는 연구 과정에서 발생할 수 있는 개인정보 보호, 정보 편향성 등의 윤리적 문제를 선제적으로 해소하기 위한 것이다.[5]

또한, 세계보건기구WHO는 생성형 AI를 의료 분야에 활용할 때 엄격한 검증이 필수적이라고 강조하며, 검증되지 않은 AI의 사용이 건강을 위협하거나 불평등을 확대할 수 있다고 지적한 바 있다.[6]

---

5) https://www.etnews.com/20250117000196
6) https://www.medifonews.com/news/article.html?no=181157

## 7) 법적 책임 문제

생성형 AI가 생성한 허위 정보로 인해 환자에게 피해가 발생했을 경우, 법적 책임을 누가 져야 하는지에 대한 문제가 발생할 수 있다. AI 개발자, 사용자, 또는 AI 자체에게 책임을 물어야 하는지에 대한 명확한 기준이 아직 마련되지 않았다. 예를 들어, 의료 AI의 활용으로 인한 의료 사고가 발생했을 때, 기존에는 최종 의사 결정권자인 의사에게 주로 책임이 부과되었다. 그러나 AI 기술의 발전으로 의사의 개입이 감소하고 AI의 독립적인 판단 비중이 증가함에 따라 이러한 책임 구조에 대한 재검토가 필요하다는 의견이 제기되고 있다.

일부 전문가들은 이러한 상황에서 제조물 책임법을 적용하여 AI 제조업체나 개발자에게도 일정 부분 책임을 부여해야 한다고 주장한다. 또한, 유럽연합EU은 인공지능법EU AI Act을 통해 AI 시스템의 위반 행위에 대한 법적 책임을 과실 여부와 고의성에 따라 구분하고, 위반 유형별로 차등적인 제재와 벌금을 규정하고 있다. 예를 들어, 고위험 AI 시스템에 대한 요구 사항을 위반할 경우, 전 세계 연간 매출액의 최대 7%까지 과징금이 부과될 수 있다. 현재까지는 이러한 법적 책임에 대한 명확한 기준이 완전히 확립되지 않았으며, 각국의 법률 체계와 규제 당국의 대응에 따라 달라질 수 있다. 따라서 AI를 의료 분야에 도입하고 활용하는 과정에서는 관련 법률과 규제를 준수하고, 발생할 수 있는 법적 책임에 대비한 사전 검토와 대비가 필요하다.

**"위반 땐 '글로벌 매출 7%' 벌금으로 내라"'AI 위험 규제' 오늘부터 시행하는 유럽**
 (https://www.hankyung.com/article/202502038773i?utm)

유럽연합(EU)이 본격적인 인공지능(AI) 시스템 규제에 돌입했다. EU는 2월3일(현지 시간)부터 '허용 불가 위험'에 대한 규정을 마련하고 해당 기준을 위반한 AI 시스템을 규제하기로 했다고 밝혔다. 이번 규제는 지난해 3월 유럽 의회에서 통과되어 8월부터 발효된 'AI법'에 따른 것이다. 이로써 EU 규제 당국은 법 준수 기한의 시작점인 3일부터 기준을 위반한 서비스를 즉시 삭제할 수 있는 강력한 권한을 가지게 됐다. 규칙을 위반한 기업의 경우 최대 3,500만 유로(약 527억 원) 또는 글로벌 매출의 7% 중 더 높은 금액을 벌금으로 내야 한다. EU는 본격적인 규제 시행 전 일찌감치 '블랙리스트'를 마련하고 이에 해당되는 일부 AI 시스템들을 발표했다.

사람의 행동이나 명성 기반의 평가 시스템이 가장 먼저 금지됐다. 빅데이터를 통해 국민에게 '행동 점수'를 매기는 중국의 '사회 신용 시스템'이 이에 해당된다.

여기에 대중의 선택에 영향을 미치거나 사람들의 잠재의식을 조작하는 AI, 연령이나 장애 등을 이용해 사람들을 조종하는 AI도 사용이 금지된다. 얼굴 특성을 기반으로 범죄 예측을 시도하는 AI와 성별, 성적 지향, 정치적 신념을 추정하기 위해 생체 데이터를 사용하는 AI도 유럽 내에서 서비스가 중단된다. 실시간 생체 데이터 모니터링도 엄격한 조건 하에서만 허가된다. EU는 법 집행 기관에게는 공공장소에서 생체 데이터를 수집하는 AI 시스템을 사용할 수 있도록 허용했다. 하지만 사용 전 필수적으로 정부 당국의 사전 승인을 받아야만 한다. 실종자를 추적하거나 긴급 공격 상황 등 비상시에만 예외가 적용된다.

학교와 회사 등에서 사용되는 '탐지 AI'도 의료 또는 안전 이유로 정당화될 경우에만 사용이 허용된다. EU는 이번 규제를 유럽 내에서 서비스를 제공하는 모든 기업에게 적용시키기로 했다. 본사 위치와 관계없이 기준을 위반하는 기업들은 모두 서비스가 중단될 예정이다. 지난해 9월 구글, 오픈AI, 아마존 등 100개 이상의 글로벌 빅테크 기업들은 자발적으로 이 'EU AI 협약'에 서명했다. 서명한 기업들은 본격적인 규제 적용 전부터 AI법의 원칙을 적용하겠다고 밝혔다. 서명을 통해 AI법에 따라 고위험으로 분류될 가능성이 있는 AI 시스템을 식별하기로 약속했다.

반면 메타와 애플 등의 기업들은 냉소적인 반응을 보이고 있다. 이들은 "지나치게 엄격한 규제가 혁신을 억제한다"며 거부 의사를 밝히고 나섰다. EU 행정부는 AI 협약에 서명하지 않은 기업들에게도 법 준수를 명령했다. 유럽 위원회는 규제를 시행하며 "올해 상반기 중으로 이해관계자들과의 협의를 거쳐 추가 가이드라인을 발표하겠다"고 밝혔다.

최지희 기자 mymasaki@hankyung.com

## 1.2 저작권 침해

생성형 AI는 기존의 콘텐츠를 학습하여 새로운 콘텐츠를 생성한다. 이 과정에서 저작권이 있는 콘텐츠를 무단으로 사용하거나 모방하는 경우가 발생할 수 있다. 특히 이미지 생성 AI의 경우, 특정 화가의 스타일이나 작품을 모방하여 생성된 이미지가 저작권 침해 논란을 일으키기도 한다. 생성형 AI는 의료 분야에서도 다양한 방식으로 활용될 수 있지만, 동시에 저작권 침해와 관련된 심각한 윤리적 문제를 야기할 수 있다.

### 1) 의학 이미지 데이터

생성형 AI는 의료 영상CT, MRI, X-ray 등 데이터를 학습하여 새로운 영상을 생성하거나 기존 영상의 특정 부분을 수정할 수 있다. 이 과정에서 저작권이 있는 의료 영상 데이터를 무단으로 사용하거나 모방하는 경우가 발생할 수 있다.

### 2) 의학 논문 및 콘텐츠

생성형 AI는 기존의 의학 논문이나 콘텐츠를 학습하여 새로운 논문이나 교육 자료를 생성할 수 있다. 이 과정에서 저작권이 있는 논문이나 콘텐츠의 내용을 표절하거나 모방하는 경우가 발생할 수 있다.

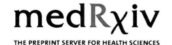
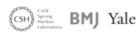

**Performance of ChatGPT on USMLE: Potential for AI-Assisted Medical Education Using Large Language Models**

Tiffany H. Kung, Morgan Cheatham, ChatGPT, Arielle Medenilla, Czarina Sillos, Lorie De Leon, Camille Elepaño, Maria Madriaga, Rimel Aggabao, Giezel Diaz-Candido, James Maningo, Victor Tseng
doi: https://doi.org/10.1101/2022.12.19.22283643

This article is a preprint and has not been peer-reviewed [what does this mean?]. It reports new medical research that has yet to be evaluated and so should *not* be used to guide clinical practice.

[챗GPT를 공저자로 이름을 올린 의학 논문][7]

7) https://www.newstheai.com/news/articleView.html?idxno=3723&utm

### 3) 의약품 디자인

생성형 AI는 기존의 의약품 디자인을 학습하여 새로운 디자인을 생성할 수 있다. 이 과정에서 저작권이 있는 의약품 디자인을 모방하거나 유사한 디자인을 생성하는 경우가 발생할 수 있다.

### 4) 저작권 침해 소송

생성형 AI가 생성한 콘텐츠가 저작권 침해에 해당될 경우, 저작권자는 AI 개발자, 사용자, 또는 AI 자체를 상대로 소송을 제기할 수 있다. 생성형 AI가 생성한 논문이나 콘텐츠가 기존의 연구 결과를 표절하거나 모방한 경우, 연구 윤리 위반 문제가 발생할 수 있다.

### 5) 법적 책임 문제

생성형 AI가 생성한 콘텐츠로 인해 저작권 침해 문제가 발생했을 경우, 법적 책임을 누가 져야 하는지에 대한 문제가 발생할 수 있다. AI 개발자, 사용자, 또는 AI 자체에게 책임을 물어야 하는지에 대한 명확한 기준이 아직 마련되지 않았다.

Chap. 1 생성형 AI의 이해와 ChatGPT 바로 시작하기

Chap. 2 의료진의 주요 업무에서 ChatGPT 활용하기

Chap. 3 생성형 AI 효과를 높이는 활용 꿀팁이론?

Chap. 4 생성형 AI 윤리와 저작권 그리고 검증

# 2. 데이터 편향 및 차별

생성형 AI는 학습 데이터에 존재하는 편향을 그대로 반영할 수 있다. 예를 들어, 특정 성별이나 인종에 대한 부정적인 편견이 학습 데이터에 포함되어 있다면, AI가 생성하는 콘텐츠에도 이러한 편견이 나타날 수 있다. 이는 사회적 불평등을 심화시키고 특정 집단에 대한 차별을 조장할 수 있다.

## 2.1 의료 데이터의 편향성

### 1) 인종 및 민족

의료 데이터는 특정 인종이나 민족에 편중되어 수집되는 경우가 많다. 예를 들어, 백인 남성 중심의 데이터는 다른 인종이나 여성의 특성을 제대로 반영하지 못할 수 있다. 이는 AI가 특정 인종이나 민족에게 불리한 진단이나 치료법을 제시하는 결과를 초래할 수 있다.

### 2) 성별

여성의 질병이나 건강 상태에 대한 연구는 남성에 비해 부족한 경우가 많다. 이는 AI가 여성의 질병을 제대로 진단하지 못하거나, 여성에게 적합하지 않은 치료법을 제시하는 결과를 초래할 수 있다.

### 3) 사회경제적 지위

저소득층이나 소외 계층의 의료 데이터는 부족하거나 질이 낮은 경우가 많다. 이는 AI가 사회경제적 지위가 낮은 사람들에게 불리한 진단이나 치료법을 제시하는 결과를 초래할 수 있다.

# 2.2 생성형 AI의 편향된 결과

## 1) 진단

AI는 학습 데이터의 편향을 반영하여 특정 환자 그룹에게 불리한 진단을 내릴 수 있다. 예를 들어, 특정 인종이나 민족에게 더 흔한 질병을 과도하게 진단하거나, 여성의 특정 질병을 놓치는 경우가 발생할 수 있다.

---

**Prompt**

> AI는 학습 데이터의 편향을 반영하여 특정 환자 그룹에게 불리한 진단을 내릴 수 있다. 예를 들어, 특정 인종이나 민족에게 더 흔한 질병을 과도하게 진단하거나, 여성의 특정 질병을 놓치는 경우가 발생할 수 있다.
> 의료분야 이런 사례가 있는지 알려주세요.

---

**GPT 4o**

인공지능(AI)이 학습 데이터의 편향을 반영하여 특정 환자 그룹에게 불리한 진단을 내리는 사례가 보고되고 있습니다. 특히, 학습 데이터의 구성에 따라 인종이나 성별에 따른 진단 정확도의 차이가 발생할 수 있습니다.

**인종에 따른 진단 정확도 차이**

미국 플로리다대학 연구팀은 무증상 세균성 질염을 진단하는 AI 모델의 인종별 정확도를 분석한 결과, 백인 여성의 진단 정확도는 97.5%로 가장 높았지만, 아시아 여성의 경우 82.9%로 가장 낮았습니다. 이는 학습 데이터의 편향이 AI 진단의 정확도에 영향을 미칠 수 있음을 보여 줍니다.

https://kormedi.com/1638268/?utm_source=chatgpt.com

또한, 미국 캘리포니아대학 연구진은 2019년 의료 AI가 고혈압, 당뇨, 신부전을 앓는 흑인 환자들에게 필요한 치료를 적절히 추천하지 못하는 사례를 발견했습니다. 이는 AI 알고리즘이 특정 인종에 불리하게 작용할 수 있음을 시사합니다.

https://www.khan.co.kr/article/202108112124015?utm_source=chatgpt.com

**성별에 따른 진단 편향**

AI 기반 피부암 선별 검사 앱을 개발할 때 백인 남성의 피부 이미지를 주로 학습한 결과, 흑인이나 여성의 피부암을 정확하게 진단하지 못하는 문제가 발생했습니다. 이는 성별 및 인종에 따른 데이터 다양성 부족이 진단의 정확도에 영향을 미칠 수 있음을 보여 줍니다.

https://www.kjfp.or.kr/journal/view.html?uid=1146&vmd=Full&utm_source=chatgpt.com&

이러한 사례들은 AI 시스템 개발 시 다양한 인구 집단의 데이터를 균형 있게 포함하여 편향을 최소화해야 함을 강조합니다. 이를 통해 모든 환자에게 공정하고 정확한 의료 서비스를 제공할 수 있을 것입니다.

### 2) 치료

AI는 학습 데이터의 편향을 반영하여 특정 환자 그룹에게 적합하지 않은 치료법을 제시할 수 있다. 예를 들어, 특정 인종이나 민족에게는 효과가 없는 약물을 추천하거나, 여성에게는 부작용이 더 큰 치료법을 제시할 수 있다.

### 3) 연구

AI는 학습 데이터의 편향을 반영하여 특정 질병에 대한 연구를 편향적으로 진행할 수 있다. 예를 들어, 특정 인종이나 민족에게 더 흔한 질병에 대한 연구는 활발하게 진행되는 반면, 다른 질병에 대한 연구는 소홀히 될 수 있다.

## 2.3 편향 및 차별의 심각성

생성형 AI의 편향은 기존의 의료 불평등을 더욱 심화시킬 수 있다. 특정 환자 그룹은 AI의 잘못된 진단이나 치료로 인해 건강 상태가 악화되거나 사망에 이를 수도 있다. 생성형 AI의 편향은 환자들의 의료 시스템에 대한 불신을 조장할 수 있다. 특히 소외 계층이나 특정 인종/민족은 AI의 차별적인 결과에 더욱 민감하게 반응할 수 있다.

# 2.4 의료 분야 생성형 AI를 위한 양질의 데이터 확보 가이드라인

양질의 의료 데이터 확보는 생성형 AI의 성공적인 활용을 위한 필수 조건이다. 데이터 수집, 관리, 공유 과정에서 개인정보 보호, 데이터 보안, 윤리적 문제 등을 충분히 고려해야 한다.

## 1) 데이터 유형 및 특징 이해

의료 데이터는 크게 구조화된 데이터(예: 전자건강기록(EHR)), 청구 데이터와 비구조화된 데이터(예: 의료 영상, 임상 노트)로 나눌 수 있다. 생성형 AI 모델의 목적에 따라 적합한 데이터 유형을 선택해야 한다. 의료 데이터는 개인 식별 정보, 민감한 건강 정보를 포함하므로 개인정보 보호 및 보안에 각별히 주의해야 한다. 또한, 데이터의 정확성, 신뢰성, 일관성을 확보하는 것이 중요하다.

## 2) 데이터 수집 방법

병원 EMR 시스템, 임상 시험 데이터, 환자 설문조사 등을 통해 임상 데이터를 수집할 수 있다. 데이터 수집 시 개인정보 보호 규정을 준수하고, 환자 동의를 얻어야 한다. 정부 기관, 연구기관, 학회 등에서 제공하는 공공 의료 데이터를 활용할 수 있다. 공공 데이터는 비교적 접근성이 높고 신뢰성이 보장되지만, 특정 질환이나 인구 집단에 편향되어 있을 수 있으므로 주의해야 한다. 웨어러블 기기 데이터, 스마트워치, 헬스 트래커 등 웨어러블 기기에서 수집되는 생체 데이터를 활용할 수 있다. 웨어러블 데이터는 실시간으로 수집되며, 환자의 일상생활 패턴을 파악하는 데 유용하지만, 데이터의 정확성 및 신뢰성에 대한 검증이 필요하다. X-ray, CT, MRI 등 의료 영상 데이터를 활용할 수 있다. 이미지 데이터는 질병 진단 및 치료에 중요한 정보를 제공하지만, 데이터 양이 방대하고 개인정보가 포함되어 있으므로 효율적인 관리 및 보안 시스템 구축이 필요하다.

### 3) 데이터 품질 관리

오류, 중복, 누락된 데이터를 제거하고, 데이터 형식을 통일하는 등 데이터 정제 작업을 거쳐야 한다. AI 모델 학습을 위해 데이터에 정확한 라벨을 부착해야 한다. 의료 전문가의 도움을 받아 라벨링 작업을 수행하고, 라벨링 오류를 최소화해야 한다.

### 4) 데이터 검증

수집된 데이터의 품질을 검증하고, 신뢰성을 확보해야 한다. 통계적 방법을 활용하여 데이터의 분포, 특성 등을 분석하고, 이상값을 제거해야 한다.

### 5) 데이터 공유 및 협력

의료기관, 연구기관, 기업 등이 데이터를 안전하게 공유하고 활용할 수 있는 플랫폼을 구축해야 한다. 데이터 공유 및 공동 연구를 위한 네트워크를 구축하고, 다양한 분야의 전문가들이 협력하여 시너지를 창출해야 한다.

### 6) 법적 및 윤리적 고려 사항

개인정보 보호법 등 관련 법규를 준수하고, 환자 동의 없이 개인정보를 수집하거나 활용해서는 안 된다. 데이터 유출 및 오용을 방지하기 위해 강력한 보안 시스템을 구축하고, 데이터 접근 권한을 제한해야 한다. 데이터 편향, 차별, 오진 등 윤리적 문제를 고려하여 데이터를 수집하고 활용해야 한다.

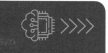

# 3. 악용 및 오용

생성형 AI는 범죄, 테러, 사이버 공격 등 다양한 목적으로 악용될 수 있다. 예를 들어, 딥페이크를 이용한 금융 사기, 허위 정보를 이용한 정치적 선동, AI가 생성한 악성 코드 등을 이용한 사이버 공격 등이 가능하다. 또한, AI가 생성한 콘텐츠가 인간의 존엄성을 침해하거나 사회적 윤리에 어긋나는 경우도 발생할 수 있다. 악용 및 오용으로 인해 환자의 건강과 안전이 위협받을 수 있다. 또한, 의사의 전문성과 윤리적 책임이 훼손될 수 있다. 악용 및 오용으로 인해 환자에게 피해가 발생할 경우 의사는 법적 책임을 져야 할 수 있다.

## 3.1 생성형 AI 악용 및 오용 사례와 문제점

악용하거나 오용할 경우 심각한 윤리적, 법적 문제를 야기할 수 있으며 다음과 같이 사례를 예상할 수 있다.

### 1) 가짜 환자 데이터 생성

생성형 AI를 사용하여 가짜 환자 데이터를 생성하고 이를 연구 논문에 발표하거나 임상시험에 사용하는 경우, 이는 연구 윤리를 위반하고 환자들에게 피해를 줄 수 있다.

### 2) 가짜 의료 영상 생성

생성형 AI를 사용하여 환자의 CT나 MRI 영상을 조작하거나 가짜 영상을 생성하고 이를 진단이나 치료에 사용하는 경우, 이는 오진이나 오치료로 이어질 수 있다.

### 3) 가짜 의학 논문 생성

생성형 AI를 사용하여 가짜 의학 논문을 생성하고 이를 학술지에 투고하거나 자신의 연구 업적으로 속이는 경우, 이는 학문적 진실성을 훼손하고 다른 연구자들에게 피해를 줄 수 있다.

### 4) 의료 정보 조작

생성형 AI를 사용하여 환자의 의료 정보를 조작하거나 삭제하고 이를 보험 청구 등에 악용하는 경우, 이는 환자의 권리를 침해하고 의료 시스템에 대한 불신을 초래할 수 있다.

### 5) AI 의료 기기 오작동

생성형 AI 기반 의료 기기의 오작동을 인지하지 못하고 환자를 치료하는 경우, 이는 환자에게 심각한 피해를 줄 수 있다.

## 3.2 투명성 부족

생성형 AI는 의료 분야에서 혁신적인 발전을 가져올 수 있지만 '블랙박스'처럼 작동하여 투명성이 부족하다는 문제점을 안고 있다. 즉 AI가 어떤 과정을 거쳐 특정 결과를 도출했는지 정확하게 알 수 없다는 것이다. 이는 의료 분야에서 다음과 같은 심각한 문제점을 야기할 수 있다.

### 1) 진단 과정 불투명

AI가 어떤 근거로 특정 질병을 진단했는지 알 수 없기 때문에 의사는 AI의 진단 결과를 맹신하거나 의문을 제기하기 어려울 수 있다. 이는 오진으로 이어질 수 있으며, 환자에게 적절한 치료를 제공하지 못할 수 있다.

## 2) 치료법 선택 불확실

AI가 어떤 기준으로 특정 치료법을 추천했는지 알 수 없기 때문에 의사는 AI의 추천을 받아들이거나 다른 치료법을 선택하는 데 어려움을 겪을 수 있다. 이는 오치료로 이어지거나 치료 시기를 놓치게 할 수 있다.

## 3) 책임 소재 불분명

AI의 진단이나 치료 추천으로 인해 의료 사고가 발생했을 경우, 책임 소재를 규명하기 어려울 수 있다. AI 개발자, 의료 전문가, 또는 병원 중 누구에게 책임을 물어야 하는지에 대한 명확한 기준이 없기 때문이다. AI의 투명성 부족은 의료 소송에서 법적 문제를 야기할 수 있다. 환자는 AI의 잘못된 진단이나 치료로 인해 피해를 입었음을 입증하기 어려울 수 있으며, 의료 전문가는 AI의 결정을 맹목적으로 따랐다는 이유로 법적 책임을 져야 할 수도 있다.

## 4) 연구 개발 및 개선 어려움

AI가 어떤 과정을 거쳐 특정 결과를 도출했는지 알 수 없기 때문에 AI 모델의 오류를 수정하거나 개선하기 어렵다. 이는 AI 기술 발전을 저해하고, 의료 분야에 AI 적용을 더디게 만들 수 있다. AI의 작동 방식을 이해하는 것은 새로운 AI 기술 개발에 필수적이다. 하지만 투명성 부족은 새로운 AI 기술 개발을 위한 연구를 어렵게 만들 수 있다.

## 5) 환자 불신 및 의료 윤리 문제

환자는 자신의 질병 진단 및 치료 과정에 대한 정보를 알 권리가 있다. 하지만 AI의 투명성 부족은 환자의 알 권리를 침해하고 의료 전문가와 환자 간의 신뢰를 저해할 수 있다.

Chap. 1 영역별 AI의 이해와 ChatGPT 바로 시작하기

Chap. 2 의료진의 주요 업무에서 ChatGPT 활용하기

Chap. 3 영역별 AI 효과를 높이는 활용 걸인이는?

Chap. 4 영역별 AI 윤리와 저작권 그리고 검증

# 4. 데이터 프라이버시 침해

생성형 AI는 학습 데이터를 수집하고 분석하는 과정에서 개인정보를 침해할 수 있다. 특히 민감한 개인정보가 유출되거나 오용될 경우 심각한 피해를 초래할 수 있다. 또한, 데이터 프라이버시 침해라는 심각한 윤리적 문제를 야기할 수 있다. AI 학습 데이터를 수집하고 분석하는 과정에서 민감한 개인정보가 유출되거나 오용될 가능성이 있기 때문이다.

## 4.1 개인정보 침해 사례

### 1) 환자 식별 정보 유출

생성형 AI는 환자의 의료 영상, 유전체 정보, 병력 등 다양한 데이터를 학습한다. 이 과정에서 환자의 이름, 주소, 연락처 등 개인 식별 정보가 AI 모델에 포함되어 유출될 수 있다.

### 2) 민감한 의료 정보 유출

생성형 AI는 환자의 질병 정보, 치료 기록, 약물 복용 정보 등 민감한 의료 정보를 학습한다. 이러한 정보가 유출될 경우 환자의 사생활이 침해되고 사회적 차별을 받을 수 있다.

### 3) 개인 맞춤형 광고 악용

유출된 환자 정보로 생성된 개인 맞춤형 광고가 환자에게 원치 않는 상업적 피해를 줄 수 있다. 특히 질병 관련 상품이나 서비스 광고는 환자의 심리적 고통을 가중시킬 수 있다.

### 4) 의료 정보 오용

유출된 환자 정보를 제3자가 악용하여 보험 가입 거절, 취업 불이익 등 차별적인 결과를 초래할 수 있다.

# 5. 해결 방안

Chap. 1 알쏭달쏭 AI의 이해와!
ChatGPT 바로 시작하기

Chap. 2 의료인의 주요 업무에서
ChatGPT 활용하기

Chap. 3 알쏭달쏭 AI 효과를 높이는
활용 꿀팁이는?

Chap. 4 알쏭달쏭 AI 윤리와 저작권
그리고 교육

의료 분야 생성형 AI 문제점을 해결하기 위한 방안을 다각적으로 모색해야 한다. 우선 데이터 편향성 문제를 해결하기 위해서 다양한 인종, 성별, 연령, 사회경제적 배경을 가진 사람들의 데이터를 수집하여 학습 데이터의 다양성을 확보해야 한다. 또한, 데이터 증강 기술을 활용하여 데이터 불균형 문제를 완화하고, 편향된 데이터를 식별하고 수정하는 알고리즘을 개발해야 한다. 일반적으로 희귀 질환이나 특정 환자 그룹의 데이터 부족 문제를 해결하기 위해, 데이터 공유 플랫폼을 구축하고, 개인정보 보호 규정을 준수하면서 데이터 수집을 활성화해야 한다.

또한, 합성 데이터 생성 기술을 활용하여 부족한 데이터를 보충할 수 있다. 데이터 프라이버시 문제는 환자 데이터를 익명화 또는 가명화하고, 접근 권한을 제한하는 등 개인정보 보호 조치를 강화해야 한다. 또한, 데이터 보안 시스템을 구축하고, 개인정보 유출 시 책임 소재를 명확히 하는 법적 근거를 마련해야 한다. 생성형 AI는 의료 분야에 큰 기여를 할 수 있는 기술이지만, 악용 및 오용될 경우 심각한 문제를 야기할 수 있다. 따라서 의료 분야 종사자들은 AI 기술에 대한 충분한 이해와 윤리적 책임감을 가지고 신중하게 사용해야 한다.

## 5.1 AI 모델 관련 문제 해결 방안

모델 설명 가능성 부족 문제에 관해 AI 모델의 작동 방식을 설명할 수 있는 기술XAI을 개발하고, 의료 전문가들이 AI의 판단 근거를 이해할 수 있도록 정보를 제공해야 한다. 또한, AI 모델의 예측 결과에 대한 신뢰도를 평가할 수 있는 지표를 개발해야 한다. 모델 성능 검증 문제는 다양한 환자 데이터를 사용하여 AI 모델의 성능을 검증하고, 오류 발생 가능성을 최소화해야 한다. 또한, 임상 환경에서 AI 모델의 안전성과 유효성을 평가하는 절차를 마련해야 한다. 모델 악용 및 오용 문제에 관해서는 AI 모델이 범죄, 테러, 사기 등에 악용되지 않도록 보안 시스템을 강화하고, 악용 사례 발생 시 책임 소재를 명확히 하는 법적 장치를 마련해야 한다.

### 1) 설명 가능한 AI(XAI) 개발

AI가 어떤 과정을 거쳐 특정 결과를 도출했는지 설명할 수 있는 기술인 XAI 개발이 필요하다.

### 2) AI 모델 검증 강화

AI 모델의 성능과 안전성을 검증하고, 의료 현장에 적용하기 전에 충분한 테스트를 거쳐야 한다.

## 5.2 책임 및 윤리 관련 문제 해결 방안

AI 의료 사고 발생 시 책임 소재를 명확히 규정하는 법적 근거를 마련해야 한다. AI 개발자, 의료 전문가, 병원 등 각 주체의 책임을 명확히 하고, 피해 환자에게 적절한 보상을 제공할 수 있는 시스템을 구축해야 한다. 윤리적 문제(예: 환자 알권리 침해, 차별, 인간 소외 등)에 대한 사회적 논의를 활성화하고, 의료 윤리 가이드라인을 마련해야 한다. 생성형 AI의 악용 및 오용으로 인해 문제가 발생했을 경우, 책임 소재를 명확히 할 수 있는 법적 장치를 마련해야 한다. 또한, 의료 전문가들이 AI 모델을 윤리적으로 사용할 수 있도록 교육해야 한다.

### 1) AI 윤리 교육 강화

의료 분야 종사자들에게 AI 윤리 교육을 강화하여 AI의 투명성 부족 문제를 인지하고 윤리적인 사용을 유도해야 한다. AI 윤리 교육을 강화하여 데이터 프라이버시의 중요성을 인지하고, 개인정보 보호에 대한 책임감을 갖도록 해야 한다.

### 2) 사회적 합의

AI의 투명성 문제에 대한 사회적 합의를 통해 책임 소재를 명확히 하고, AI 기술 발전에 대한 감시와 견제 시스템을 구축해야 한다.

### 3) 법적 규제 강화

생성형 AI의 악용을 방지하고 피해자를 보호할 수 있는 법적 규제를 강화해야 한다.

## 5.3 기타 문제 해결 방안

의료 전문가들이 AI 기술을 효과적으로 활용할 수 있도록 교육 프로그램을 개발하고, AI 기술 접근성을 높여야 한다. 또한, AI 기술 개발자와 의료 전문가 간의 협력을 강화하여 현장 요구에 맞는 AI 기술을 개발해야 한다. AI 의료 기술에 대한 사회적 수용성을 높이기 위해, AI의 긍정적인 측면과 잠재적 위험성을 균형 있게 알리고, 시민들의 의견을 수렴하는 과정을 거쳐야 한다.

### 1) 개인정보 보호 강화

AI 학습 데이터에서 개인 식별 정보를 제거하고, 익명화 또는 가명화 기술을 적용하여 개인정보 유출 위험을 최소화해야 한다.

### 2) 데이터 접근 권한 제한

AI 개발자나 의료 전문가 등 데이터에 접근할 수 있는 권한을 최소화하고, 접근 기록을 철저히 관리해야 한다.

Chap. 1 행성형 AI의 이해와 ChatGPT 바로 시작하기

Chap. 2 의료인의 주요 업무에서 ChatGPT 활용하기

Chap. 3 행성형 AI 효과를 높이는 활용 길잡이는?

Chap. 4 행성형 AI 문리와 저작권 그리고 검증

### 3) 데이터 사용 허가

생성형 AI 학습 데이터를 수집할 때 저작권자에게 사용 허가를 받고, 데이터 사용 계약을 명확히 해야 한다.

### 4) AI 생성 콘텐츠 표기

생성형 AI가 생성한 콘텐츠임을 명확하게 표기하여 저작권 침해 논란을 예방해야 한다.

### 5) 저작권 관리 시스템 구축

생성형 AI가 생성한 콘텐츠의 저작권을 관리하고 침해 여부를 감시할 수 있는 시스템을 구축해야 한다.

# 6. 생성형 AI 활용 검증 방법: 프롬프트 활용 및 크로스 체크

Chap. 1 생성형 AI의 이해와
ChatGPT 바로 시작하기

Chap. 2 의료인의 주업 업무에서
ChatGPT 활용하기

Chap. 3 생성형 AI 효과를 높이는
활용 길라잡이?

Chap. 4 생성형 AI 윤리와 저작권
그리고 검증

생성형 AI는 의료 분야에서 다양한 방식으로 활용될 수 있지만, 그 결과의 신뢰성을 확보하는 것이 중요하다. 의사가 생성형 AI를 활용하여 의료 정보를 얻거나 진료를 보조하는 경우, 다음과 같은 검증 방법을 통해 AI의 결과물을 신뢰할 수 있는지 확인해야 한다.

## 6.1 프롬프트 활용 검증

### 1) Bad Prompt를 이용한 오류 유도

| 목적 | AI 모델의 취약점을 파악하고 오류 발생 가능성을 확인한다. |
|---|---|
| 방법 | 의도적으로 모호하거나 잘못된 정보를 담은 프롬프트를 입력한다. |
| 예시 | "A씨는 30대 남성으로, 최근 피로감을 호소합니다. 혈압은 160/100mmHg로 높은 편이며, 흡연 경력이 있습니다. A씨의 질환을 추측하고, 그에 맞는 치료법을 제시해 주세요." (문제점: 정보가 부족하고, 혈압과 흡연력만으로 질환을 단정하기 어려움.) |
| 기대 결과 | AI 모델이 부적절하거나 일반적인 답변을 제시하거나, 추가 정보를 요구하는 반응을 보이는지 확인한다. |
| 활용 | AI 모델의 한계점을 파악하고, 추가 정보 요구 또는 오류 가능성을 알리는 기능을 개발하는 데 활용한다. |

Prompt

> A씨는 30대 남성으로, 최근 피로감을 호소합니다. 혈압은 160/100mmHg로 높은 편이며, 흡연 경력이 있습니다. A씨의 질환을 추측하고, 그에 맞는 치료법을 제시해 주세요.

**A씨의 질환 추정 및 치료법 제시**

**1. 질환 추정**

A씨의 증상과 건강 상태를 종합적으로 고려할 때 다음과 같은 질환이 의심됩니다.

**고혈압(Hypertension)**

- A씨의 혈압 수치(160/100mmHg)는 고혈압 2기(Stage 2 Hypertension) 수준에 해당합니다.
- 흡연 경력 또한 고혈압의 위험 요소 중 하나입니다.
- 고혈압은 피로감을 유발할 수 있으며, 장기간 방치하면 심혈관 질환(심근경색, 뇌졸중) 위험이 증가합니다.

**이차성 고혈압(Secondary Hypertension) 가능성**

- 비교적 젊은 연령대(30대)에서 고혈압이 발생한 경우, 신장 질환(신동맥 협착, 신부전), 내분비 질환(부신 질환, 쿠싱증후군) 등 이차성 고혈압 여부를 확인해야 합니다.
- 추가적인 검사(혈액 검사, 신장 기능 검사, 호르몬 검사)가 필요할 수 있습니다.

**2. 치료 및 관리법**

A씨의 상태를 개선하기 위해 생활 습관 개선 및 약물 치료가 필요할 수 있습니다.

**① 생활 습관 개선(1차 치료)**

**금연**

- 흡연은 혈압을 상승시키고, 심혈관 질환의 위험을 증가시키므로 즉각적인 금연이 필수적입니다.

**저염식 및 균형 잡힌 식단**

- 나트륨(소금) 섭취를 줄이고, 채소, 과일, 저지방 단백질, 통곡물을 포함한 식단을 유지해야 합니다.
- DASH(Dietary Approaches to Stop Hypertension) 식단이 추천됩니다.

**규칙적인 운동**

- 주당 150분 이상의 **유산소 운동(빠르게 걷기, 조깅, 자전거 타기 등)**을 권장합니다.

**체중 관리**

- 비만은 혈압을 높이는 요인이므로, BMI(체질량지수)를 정상 범위(18.5~24.9)로 유지하는 것이 중요합니다.

**알코올 제한**

- 하루 1~2잔 이상의 과도한 음주는 혈압을 상승시킬 수 있으므로 절주 또는 금주가 권장됩니다.

스트레스 관리

- 만성 스트레스는 혈압 상승의 원인이 될 수 있으므로 명상, 요가, 심호흡 등으로 스트레스를 조절해야 합니다.

② **약물 치료(필요 시)**

- 혈압이 지속적으로 140/90mmHg 이상이라면 약물 치료를 고려해야 합니다.
- 일반적으로 사용되는 고혈압 치료제:

  1. ACE 억제제(예: 엔알라프릴, 리시노프릴) – 신장 보호 효과

  2. ARB(예: 로사르탄, 발사르탄) – 혈압 강하 및 심혈관 보호

  3. 칼슘 채널 차단제(예: 암로디핀, 니페디핀) – 혈관 확장

  4. 이뇨제(예: 히드로클로로티아지드) – 체액 제거를 통해 혈압 조절

  5. 베타 차단제(예: 아테놀롤, 메토프롤롤) – 심박수 조절
     → 단, 약물 처방은 반드시 의사의 진료 후 결정되어야 합니다.

## 3. 추가 검사 추천

1. 24시간 혈압 모니터링 – 일관된 고혈압 여부 확인

2. 혈액 검사 – 신장 기능, 전해질 수치, 지질(콜레스테롤) 검사

3. 소변 검사 – 단백뇨 여부(신장 문제 확인)

4. 심전도(ECG) 및 심장 초음파 – 심장 질환 여부 평가

5. 호르몬 검사 – 쿠싱 증후군, 원발성 알도스테론증 감별

**결론**

A씨는 고혈압(2기) 및 이차성 고혈압 가능성이 있으며, 즉각적인 생활 습관 개선과 추가적인 의학적 평가가 필요합니다. 생활 습관 개선이 우선이며, 필요할 경우 고혈압 치료제를 시작할 수 있습니다. 반드시 내과 또는 순환기내과 전문의와 상담하여 맞춤형 치료 계획을 수립하는 것이 중요합니다.

## 2) 치료

Bad Prompt는 의도적으로 모호하거나 잘못된 정보를 담은 프롬프트로, AI 모델의 취약점을 파악하고 오류 발생 가능성을 확인하는 데 활용된다. 다음은 의료 분야에서 Bad Prompt를 활용한 오류 유도 예시이다.

| 증상 관련 | • "환자는 배가 아프다.": (문제점: 복통의 원인은 매우 다양하며, 구체적인 증상 정보가 부족함.)<br>• "환자는 머리가 깨질 것 같다.": (문제점: 두통의 양상, 발생 시점, 동반 증상 등에 대한 정보가 없음.)<br>• "환자는 몸이 안 좋다.": (문제점: 구체적인 증상 및 불편감에 대한 정보가 없음.) |
|---|---|
| 환자 정보 관련 | • "환자는 50대 여성이다.": (문제점: 50대 여성에게 발생할 수 있는 질환은 매우 다양하며 병력, 생활 습관 등 추가 정보가 필요함.)<br>• "환자는 과거에 수술을 받았다.": (문제점: 어떤 수술을 받았는지, 수술 시점은 언제인지 등에 대한 정보가 없음.)<br>• "환자는 약을 복용 중이다": (문제점: 어떤 약을 복용 중인지, 복용 기간은 어느 정도인지 등에 대한 정보가 없음.) |
| 질환 관련 | • "환자는 암에 걸렸다.": (문제점: 어떤 종류의 암인지, 병기는 어느 정도인지 등에 대한 정보가 없음.)<br>• "환자는 심장병이 있다.": (문제점: 어떤 종류의 심장병인지, 심장 기능은 어느 정도인지 등에 대한 정보가 없음.)<br>• "환자는 당뇨병이 있다.": (문제점: 어떤 종류의 당뇨병인지, 혈당 조절 상태는 어떤지 등에 대한 정보가 없음.) |
| 진단 및 치료 관련 | • "환자의 질환을 진단해 주세요.": (문제점: 환자의 증상, 병력, 검사 결과 등 진단에 필요한 정보가 부족함.)<br>• "환자에게 맞는 치료법을 추천해 주세요.": (문제점: 환자의 질환, 상태, 치료 이력 등 치료법 결정에 필요한 정보가 부족함.)<br>• "환자에게 어떤 검사를 해야 할까요?": (문제점: 환자의 증상, 의심되는 질환 등에 대한 정보가 부족하여 적절한 검사를 선택하기 어려움.) |
| 기타 | • "환자는 죽어가고 있다.": (문제점: 환자의 상태가 위중함을 의미하지만, 구체적인 상황 및 필요한 조치에 대한 정보가 없음).<br>• "환자를 살려 주세요.": (문제점: 환자의 상태, 필요한 조치 등에 대한 정보 없이 AI에게 무리한 요구를 하는 상황.)<br>• "나는 의사다.": (문제점: 의사임을 강조하지만, 실제 의료 행위에 필요한 정보는 제공하지 않음.) |

Bad Prompt는 AI 모델의 한계점을 파악하고 개선하는 데 유용하지만, 악의적인 목적으로 사용해서는 안 된다. AI 모델이 Bad Prompt에 대해 어떤 반응을 보이는지 분석하고, 오류 발생 가능성을 줄이는 방향으로 모델을 개선해야 한다. Bad Prompt를 통해 AI 모델의 취약점을 파악하는 것과 더불어, Good Prompt를 활용하여 AI 모델이 정확하고 신뢰할 수 있는 정보를 제공하도록 유도하는 것이 중요하다.

## 2) Good Prompt를 이용한 결과 개선

| | |
|---|---|
| 목적 | AI 모델이 정확하고 신뢰할 수 있는 정보를 제공하도록 유도한다. |
| 방법 | 명확하고 구체적인 정보를 담은 프롬프트를 입력한다. |
| 예시 | "A씨는 35세 남성으로, 2주 전부터 피로감, 두통, 소화 불량 증상을 호소합니다. 혈압은 160/100mmHg로 높은 편이며, 흡연 경력은 10년입니다. A씨의 증상과 혈압을 바탕으로 의심되는 질환 3가지와 각 질환에 대한 추가 검사 계획을 세워주세요." (개선점: 증상 발생 시점, 구체적인 증상, 흡연 경력 등 추가 정보 제공) |
| 기대 결과 | AI 모델이 정확하고 상세한 답변을 제시하는지 확인한다. |
| 활용 | AI 모델이 제공하는 정보의 신뢰도를 높이고, 진료에 도움이 되는 정보를 얻는 데 활용한다. |

### Prompt

> A씨는 35세 남성으로, 2주 전부터 피로감, 두통, 소화 불량 증상을 호소합니다. 혈압은 160/100mmHg로 높은 편이며, 흡연 경력은 10년입니다. A씨의 증상과 혈압을 바탕으로 의심되는 질환 3가지와 각 질환에 대한 추가 검사 계획을 세워 주세요.

### GPT 4o

**A씨의 증상 분석**

- 나이: 35세 남성
- 증상: 2주간 지속된 피로감, 두통, 소화 불량
- 혈압: 160/100mmHg (고혈압 2기)
- 흡연 경력: 10년

**의심되는 질환 3가지 및 추가 검사 계획**

A씨의 증상과 병력을 고려할 때 다음 3가지 질환이 의심됩니다.

**1. 본태성 고혈압(Essential Hypertension)**

**특징:**

- 고혈압의 가장 흔한 원인(90~95% 차지)
- 특별한 기저 질환 없이 발생하며, 유전적 요인과 생활 습관(흡연, 식습관, 스트레스)이 주요 원인
- 두통, 피로감이 동반될 수 있으며, 장기적으로 심혈관 질환 위험 증가

**추가 검사 계획:**

- 24시간 활동성 혈압 측정(Ambulatory Blood Pressure Monitoring, ABPM): 지속적인 고혈압 여부 확인

- 혈액 검사: 신장 기능(BUN, Cr), 전해질(Na, K), 혈당, 지질 검사(콜레스테롤)

- 심전도(ECG) 및 심장 초음파(Echocardiography): 심장 비대 및 심혈관계 부담 평가

- 소변 검사: 단백뇨 및 신장 손상 여부 확인

## 2. 이차성 고혈압(Secondary Hypertension) – 신장 질환 또는 내분비 질환 관련

**특징:**

- 젊은 연령대(40세 미만)에서 발생한 고혈압은 이차성 고혈압 가능성이 있음.

- 신장 질환(신동맥 협착, 만성 신장 질환) 또는 호르몬 이상(부신 종양, 갑상선 질환)이 원인일 수 있음

- 소화불량, 피로감, 두통 등이 동반될 수 있음

**추가 검사 계획:**

- 혈청 크레아티닌(BUN, Cr) 및 사구체 여과율(GFR): 신장 기능 평가

- 소변 검사: 단백뇨, 미세혈뇨 확인

- 혈장 알도스테론/레닌 활성 비율 검사: 원발성 알도스테론증 감별

- 24시간 소변 코르티솔 검사 또는 덱사메타손 억제 검사: 쿠싱증후군(코르티솔 과다) 감별

- 신장 초음파 및 신장 CT/MRA: 신동맥 협착 또는 신장 질환 평가

## 3. 위식도 역류 질환(Gastroesophageal Reflux Disease, GERD)

**특징:**

- 스트레스, 흡연, 고혈압은 위산 역류와 관련됨.

- 지속적인 피로감, 두통 외에 소화불량, 속쓰림, 흉통을 동반할 수 있음.

- 고혈압으로 인해 자율신경계 조절 기능이 영향을 받아 위장관 운동 이상이 발생할 가능성 있음.

**추가 검사 계획:**

- 위내시경(Esophagogastroduodenoscopy, EGD): 위식도 점막 손상 여부 평가

- 식도 24시간 pH 모니터링 검사: 위산 역류 여부 확인

- 헬리코박터 파일로리 검사(UBT 또는 혈청 검사): 감염 여부 확인

- 복부 초음파: 간 기능 및 소화기 이상 평가

**결론 및 권장 사항**

A씨는 **고혈압과 관련된 이차적 질환 가능성**이 있으며, 추가적인 검사로 원인을 정확하게 파악해야 합니다. 우선적으로 **고혈압의 원인을 감별**하고, 이후 소화불량과 관련된 위장관 질환 여부도 함께 평가해야 합니다.

**1차 검사 계획 (필수)**

    24시간 혈압 모니터링

    혈액 검사(신장 기능, 전해질, 혈당, 지질 검사)

    심전도 및 심장 초음파

    소변 검사 (단백뇨, 혈뇨, 코르티솔)

**2차 검사 계획 (필요시)**

    신장 초음파 및 신장 CT

    혈장 알도스테론/레닌 비율 검사

    위내시경 및 식도 pH 검사

    **고혈압이 지속될 경우, 신장내과 및 순환기내과 전문의 진료가 필요합니다.**

Good Prompt는 명확하고 구체적인 정보를 담은 프롬프트로, AI 모델이 정확하고 신뢰할 수 있는 정보를 제공하도록 유도하는 데 활용된다. 다음은 의료 분야에서 Good Prompt를 활용한 결과 개선 예시이다.

| | |
|---|---|
| 증상 관련 | • "환자는 3일 전부터 발열, 기침, 인후통 증상을 호소합니다. 기침은 주로 밤에 심해지며, 가래는 끈적하며 누런 색을 띱니다. 인후통은 음식을 삼킬 때 악화됩니다. 환자의 증상을 바탕으로 의심되는 질환 3가지와 각 질환에 대한 추가 검사 계획을 세워 주세요." (개선점: 증상 발생 시점, 기침 양상, 가래 색깔, 인후통 악화 요인 등 구체적인 정보 제공) |
| 환자 정보 관련 | • "환자는 60세 여성으로, 5년 전 고혈압 진단을 받고 약물 치료 중입니다. 최근 1주일간 혈압이 지속적으로 높게 측정되어 내원했습니다. 환자의 혈압 조절을 위한 생활 습관 개선 방안 5가지와 추가적으로 고려할 수 있는 약물 치료 옵션 3가지를 제시해 주세요." (개선점: 나이, 성별, 기존 질환, 약물 치료 이력, 최근 증상 등 구체적인 정보 제공) |
| 질환 관련 | • "환자는 2년 전 유방암 진단을 받고 수술 및 항암 치료를 완료했습니다. 최근 검사 결과에서 종양 표지 CA 15-3 수치가 상승하여 재발이 의심되는 상황입니다. 환자의 상황을 고려하여 추가적으로 진행해야 할 검사 3가지와 향후 치료 계획에 대해 설명해 주세요." (개선점: 질환 종류, 치료 이력, 최근 검사 결과 등 구체적인 정보 제공) |
| 진단 및 치료 관련 | • "환자는 급성 복통을 호소하며, 복부 CT 검사 결과 충수돌기염으로 진단되었습니다. 환자의 나이, 전신 상태, 과거력 등을 고려하여 수술적 치료와 비수술적 치료의 장단점을 비교 분석하고, 환자에게 가장 적합한 치료 방법을 추천해 주세요." (개선점: 진단 결과, 환자 상태, 과거력 등 구체적인 정보 제공) |
| 기타 | • "최근 5년간 발표된 폐암 치료 관련 연구 논문 10편을 요약하고, 각 논문의 주요 연구 결과 및 제한점을 비교 분석해 주세요. 특히 표적 치료제와 면역 항암제의 효과 및 부작용을 중심으로 분석해 주세요." (개선점: 연구 주제, 기간, 대상 논문 수 등 구체적인 정보 제공) |

Good Prompt는 AI 모델이 정확하고 신뢰할 수 있는 정보를 제공하도록 유도하는 데 효과적이지만, 모든 정보를 AI에 의존해서는 안 된다. AI가 제공하는 정보는 참고 자료로 활용하고, 환자의 상태와 개별적인 특성을 고려하여 최종적인 판단은 의사가 내려야 한다. Good Prompt를 통해 얻은 정보를 바탕으로 추가적인 검사나 진료를 계획하고, 환자에게 최적의 맞춤형 의료 서비스를 제공해야 한다.

## 6.2 크로스 체크

### 1) 다양한 AI 모델 비교

여러 종류의 생성형 AI 모델을 사용하여 동일한 프롬프트에 대한 결과를 비교한다. 모델별 강점과 약점을 파악하고, 결과를 종합하여 판단한다. 생성형 AI는 의료 분야에서 질병 진단, 치료법 추천, 신약 개발 등 다양한 분야에 활용될 수 있다. 하지만 AI 모델마다 강점과 약점이 다르므로 목적에 맞는 모델을 선택하고 결과를 비교 분석하는 것이 중요하다.

특정 질환 진단, 영상 분석, 유전체 데이터 분석 등 의료 분야에 특화된 모델을 선택한다. 정확도, 민감도, 특이도 등 모델의 성능 지표를 확인하고, 임상 환경에 적합한 성능을 가진 모델을 선택한다. 또한, 모델의 판단 근거를 설명할 수 있는 모델XAI을 선택하여 의료 전문가의 신뢰도를 높인다. 모델 사용 방법, 인터페이스, 결과 해석 용이성 등을 고려하여 의료 전문가가 쉽게 사용할 수 있는 모델을 선택한다.

| 모델 | 회사 | 내용 |
|---|---|---|
| AI 모델 | IBM Watson | 인공지능 기반 의료 솔루션, 다양한 의료 데이터 학습 |
| | Google AI | 딥러닝 기반 이미지 인식 기술, 의료 영상 분석 특화 |
| | PathAI | 병리 데이터 분석 AI, 암 진단 정확도 향상 |

| | MD Anderson Cancer Center's AskMD Anderson | 암 치료 전문가 시스템, 최신 임상 지침 반영 |
|---|---|---|
| 치료법 추천 | Mayo Clinic's Ask Mayo Expert | 질병 정보 및 치료법 제공, 근거 기반 의학 정보 제공 |
| 신약 개발 | Atomwise | 딥러닝 기반 약물 설계 플랫폼, 신약 후보 물질 발굴 |
| | BenevolentAI | AI 기반 신약 개발 플랫폼, 질병-유전자 연관성 분석 |

## 2) 동일 프롬프트 입력

동일한 정보를 제공하여 모델별 결과 차이를 명확하게 비교한다.

> **예시**
>
> "50세 여성 환자가 2주 전부터 발열, 기침, 인후통 증상을 호소한다. 흉부 X선 검사 결과 폐렴 소견이 의심됩니다. 환자의 병력은 고혈압, 당뇨병이며, 현재 복용 중인 약물은 없습니다. 환자의 상태를 종합적으로 판단하여 추가 검사 계획과 치료법을 추천해 주세요."

# 6.3 결과 비교 분석

각 모델이 제시한 진단, 추가 검사 계획, 치료법 등을 비교 분석한다. 모델별 정확도, 특이도, 민감도, 판단 근거 등을 비교하여 각 모델의 강점과 약점을 파악한다. 모델별 결과를 종합하고, 의료 전문가의 경험과 지식을 바탕으로 최종적인 판단을 내린다.

## 1) 다양한 관점 비교

각 모델이 제시한 결과를 다양한 관점에서 비교한다.

• **진단**: 질병 종류, 진단 정확도, 진단 근거, 추가 검사 필요성 등을 비교한다.

Chap. 1 생성형 AI의 이해와 ChatGPT 바로 시작하기

Chap. 2 의료진의 주요 업무에서 ChatGPT 활용하기

Chap. 3 생성형 AI 효과를 높이는 활용 끝판왕은?

Chap. 4 생성형 AI 윤리와 저작권 그리고 검증

- **추가 검사 계획:** 검사 종류, 검사 목적, 검사 방법, 검사 결과 해석 등을 비교한다.
- **치료법:** 치료 종류, 치료 효과 및 부작용, 치료 기간, 치료 비용 등을 비교한다.

## 2) 시각화 도구 활용

결과 비교를 위해 표, 그래프, 차트 등 시각화 도구를 활용한다. 이를 통해 모델별 차이점을 쉽게 파악하고, 결과를 종합하는 데 도움을 받을 수 있다.

**예시: 폐렴 진단 AI 모델 비교**

| 모델 | 진단 결과 | 진단 정확도 | 진단 근거 | 추가 검사 |
|---|---|---|---|---|
| A 모델 | 세균성 폐렴 | 95% | 흉부 X선 영상, 발열, 기침 증상 | 객담 검사, 혈액 검사 |
| B 모델 | 바이러스성 폐렴 | 90% | 흉부 X선 영상, 인후통, 근육통 증상 | PCR 검사, 혈액 검사 |
| C 모델 | 폐암 | 85% | 흉부 X선 영상, 만성 기침, 객혈 증상 | CT 촬영, 조직 검사 |

## 3) 모델별 강점 및 약점 파악

각 모델의 성능 지표(정확도, 특이도, 민감도 등)를 비교하여 모델별 강점과 약점을 파악한다.

- **정확도:** 전체 데이터 중 정확하게 예측한 비율
- **특이도:** 정상인 데이터를 정상으로 예측한 비율
- **민감도:** 질병 있는 데이터를 질병 있다고 예측한 비율

## 4) 판단 근거 분석

각 모델이 어떤 근거로 판단을 내렸는지 분석한다. 이를 통해 모델의 판단 과정을 이해하고, 오류 발생 가능성을 예측할 수 있다.

**예시: 폐렴 진단 AI 모델 비교**

| 모델 | 정확도 | 특이도 | 민감도 | 강점 | 약점 |
|------|--------|--------|--------|------|------|
| A 모델 | 95% | 98% | 92% | 세균성 폐렴 진단 정확도 높음 | 바이러스성 폐렴 진단 정확도 낮음 |
| B 모델 | 90% | 95% | 88% | 바이러스성 폐렴 진단 정확도 높음 | 세균성 폐렴 진단 정확도 낮음 |
| C 모델 | 85% | 90% | 80% | 폐암 진단 가능성 제시 | 폐렴 진단 정확도 낮음 |

## 5) 최종 판단

다양한 AI 모델의 결과를 종합적으로 고려하고, 의료 전문가의 경험과 지식을 바탕으로 최종적인 판단을 내린다. 환자의 개별적인 특성(나이, 성별, 병력, 생활 습관 등)을 고려하여 환자에게 가장 적합한 진단, 검사 계획, 치료법을 결정한다.

**예시: 폐렴 환자 진단**

- A 모델은 세균성 폐렴 가능성을 높게 제시했지만, B 모델은 바이러스성 폐렴 가능성을 제시했습니다.
- 환자의 증상, 흉부 X선 영상, 검사 결과 등을 종합적으로 고려한 결과, 바이러스성 폐렴 가능성이 더 높다고 판단했습니다.
- 환자에게 적합한 항바이러스 치료제를 처방하고, 경과를 관찰하기로 결정했습니다.

## 6) 추가 고려 사항

모델 성능 외에도 사용 편의성, 비용, 접근성 등 다양한 요소를 고려하여 모델을 선택해야 한다. AI 모델은 지속적으로 학습되고 업데이트되어야 한다. 최신 의료 지견을 반영하고, 모델 성능을 개선하기 위해 노력해야 한다. 다양한 AI 모델 비교 분석은 의료 분야에서 AI 기술을 효과적으로 활용하기 위한 필수적인 과정이다. 위에서 제시된 가이드라인과 사례를 참고하여 의료 현장에 적합한 AI 모델을 선택하고, 환자에게 최상의 의료 서비스를 제공할 수 있도록 노력해야 한다.

## 6.4 전문가 검토

AI가 제시한 정보를 의료 전문가에게 검토를 받는다. 전문가의 경험과 지식을 바탕으로 AI 결과의 타당성을 평가하고, 오류 가능성을 확인한다.

### 1) 검토 목표와 범위 설정
AI 검토를 통해 무엇을 얻고자 하는지 명확히 정의해야 한다. 예를 들어, "AI 진단 정확도 검증", "AI 치료법 추천 타당성 평가", "AI 연구 결과 신뢰도 확인" 등 구체적인 목표를 설정해야 한다. 검토 목표에 따라 검토 범위를 설정해야 한다. 특히 특정 환자의 진단 결과, 특정 질환에 대한 AI 연구 결과, 특정 AI 모델의 성능 등 검토 대상을 명확히 해야 한다.

### 2) 검토 전문가 선정
검토 대상과 관련된 전문 분야의 의료 전문가를 선정해야 한다. 예를 들어, 영상 분석 AI 결과는 영상의학과 전문의에게, 유전체 데이터 분석 AI 결과는 유전체학과 전문의에게 검토받는 것이 적절하다. 풍부한 임상 경험과 AI 관련 지식을 가진 전문가를 선정하는 것이 좋다. 검토 전문가가 AI 개발 과정에 참여하지 않았거나, 특정 AI 모델에 대한 편견이 없는 객관적인 전문가를 선정해야 한다.

### 3) 검토 자료 준비
AI가 제시한 진단, 검사 계획, 치료법, 연구 결과 등을 상세하게 담은 보고서를 준비해야 한다. 보고서에는 AI의 판단 근거, 사용된 데이터, 모델 정보 등이 포함되어야 한다. 환자의 개인정보는 철저히 보호하면서 AI 검토에 필요한 임상 정보병력, 증상, 검사 결과 등를 제공해야 한다. AI 검토에 도움이 될 수 있는 최신 의학 논문, 임상 지침, 관련 연구 결과 등을 준비해야 한다.

## 4) 검토 절차

검토 전문가는 AI 결과 보고서, 환자 정보, 관련 자료 등을 충분히 검토한다. 검토 전문가는 AI가 제시한 결과의 타당성, 정확성, 임상적 의미 등을 평가한다. AI의 판단 근거가 적절한지, 추가 검사 필요성은 없는지, 치료법 선택은 타당한지 등을 꼼꼼히 확인한다. 검토 전문가는 AI 결과에 오류가 발생할 가능성은 없는지 확인한다. AI 모델의 한계점, 데이터 편향 문제, 임상 환경 적용 시 발생할 수 있는 문제점 등을 고려하여 오류 가능성을 평가한다. 검토 전문가는 AI 결과에 대한 피드백을 제공한다. 긍정적인 부분, 개선해야 할 부분, 추가적으로 고려해야 할 사항 등을 구체적으로 제시한다.

## 5) 검토 결과 활용

검토 전문가의 피드백을 바탕으로 AI 모델을 개선한다. 모델의 정확도를 높이고, 오류 발생 가능성을 줄이기 위해 노력해야 한다. 검토를 거친 AI 결과는 의료 전문가의 판단을 보조하는 자료로 활용할 수 있다. 하지만 최종적인 결정은 의료 전문가의 책임하에 이루어져야 한다. AI 검토 과정에서 얻은 인사이트는 새로운 AI 기술 개발 및 연구에 활용할 수 있다.

## 6) 추가 고려 사항

AI 검토 과정과 결과를 상세하게 기록하여 추후 참고 자료로 활용하고, 책임 소재를 명확히 해야 한다. AI 모델은 지속적으로 업데이트되고 변화하므로, 주기적으로 검토를 진행하여 최신 정보를 반영해야 한다. AI 검토 과정에서 발생할 수 있는 윤리적 문제(예: 환자 정보 보호, 검토 전문가의 책임)에 대해 충분히 고려해야 한다.

# 전문 의료인이 만든 의사를 위한 챗GPT

## - 5분 만에 배우는 AI 활용 비법 -

1판 1쇄 인쇄    2025년   3월   25일
1판 1쇄 발행    2025년   4월   5일

저자       김대흥·노규성·소대섭·신현영·이주석·정명애
펴낸이      박정태
편집이사    이명수              감수교정         정하경
편집부      김동서, 박가연
마케팅      박명준, 박두리        온라인마케팅      박용대
경영지원    최윤숙

펴낸곳      **주식회사 광문각출판미디어**
출판등록    2022. 9. 2 제2022-000102호
주소       파주시 파주출판문화도시 광인사길 161 광문각 B/D 3층
전화       031-955-8787      팩스      031-955-3730
E-mail     kwangmk7@hanmail.net
홈페이지    www.kwangmoonkag.co.kr

ISBN      979-11-93205-55-6   03510
가격       17,000원